河北省科普专项项目编号 22557706K

消化系统保卫战

护肠胃养肝胆

主 编

王 娜 河北医科大学第二医院

副主编

郭 思 河北医科大学第二医院

田 慧 河北医科大学第二医院

刘昆毅 河北医科大学第一医院

人民卫生出版社

·北 京·

图书在版编目（CIP）数据

消化系统保卫战：护肠胃　养肝胆 / 王娜主编 . -- 北京：人民卫生出版社，2024.10

ISBN 978-7-117-36325-9

Ⅰ.①消… Ⅱ.①王… Ⅲ.①消化系统疾病—防治 Ⅳ.①R57

中国国家版本馆CIP数据核字(2024)第096350号

| 人卫智网 | www.ipmph.com | 医学教育、学术、考试、健康，购书智慧智能综合服务平台 |
| 人卫官网 | www.pmph.com | 人卫官方资讯发布平台 |

消化系统保卫战：护肠胃　养肝胆

Xiaohua Xitong Baoweizhan: Hu Changwei　Yang Gandan

主　　编：王　娜
出版发行：人民卫生出版社（中继线 010-59780011）
地　　址：北京市朝阳区潘家园南里 19 号
邮　　编：100021
E - mail：pmph @ pmph.com
购书热线：010-59787592　010-59787584　010-65264830
印　　刷：北京顶佳世纪印刷有限公司
经　　销：新华书店
开　　本：889×1194　1/32　印张：4
字　　数：90 千字
版　　次：2024 年 10 月第 1 版
印　　次：2024 年 11 月第 1 次印刷
标准书号：ISBN 978-7-117-36325-9
定　　价：39.80 元

打击盗版举报电话：010-59787491　E-mail：WQ @ pmph.com
质量问题联系电话：010-59787234　E-mail：zhiliang @ pmph.com
数字融合服务电话：4001118166　E-mail：zengzhi @ pmph.com

编 者 （按姓氏汉语拼音排序）

李　微　首都医科大学附属北京潞河医院

李朔辉　河北医科大学第二医院

刘思琦　天津市人民医院

马伟平　邯郸市中心医院

牛艳婷　高邑县疾病预防控制中心

史程怡　邯郸市第一医院

苏晓坤　河北医科大学第二医院

孙玉凤　河北医科大学第二医院

王会青　邢台市信都区中心医院

武博韬　河北医科大学第二医院

邢佳婧　河北医科大学第二医院

姚冬梅　河北医科大学第二医院

于艾琳　河北医科大学第二医院

张　芮　河北医科大学第二医院

张学强　河北医科大学第二医院

赵红靓　承德医学院附属医院

前　言

　　随着社会经济不断发展，人们的生活压力逐渐增大，加之一些不良的生活方式，导致消化系统疾病的发病率日益增长。目前，消化系统疾病已成为常见病、多发病，严重影响人们的身心健康。

　　"早发现、早诊断、早治疗"是消化系统疾病防控的必由之路。为了积极响应并践行《"健康中国2030"规划纲要》，编者团队撰写了医学科普漫画图书《消化系统保卫战：护肠胃 养肝胆》，引导公众了解消化系统常见疾病的预防和治疗知识，为保障公众身体健康发挥积极作用，同时努力达到全民科普、快乐科普的目的。

　　本书具有专业性、实用性、通俗性和趣味性的特点，共涵盖对15种消化系统常见疾病、6项专科特殊检查、12种常见症状识别、8类居家常备药物的介绍。以保护消化系统健康为切入点，将手绘漫画与科普文章相结合，以人物对话的形式呈现，采用"是什么""为什么""怎么干""干什么"的思路，由表及里、由浅入深，解答公众好奇且难懂的医学问题。

在本书中，每种疾病均归纳了居家症状识别、专家治疗处方、防病锦囊妙计和就医指导细则，提高了图书内容的接纳性和可读性，便于公众居家进行症状识别、检查判读，同时对家庭常备药物的功能加以说明，帮助公众正确、合理、规范用药，使人们在轻松阅读中享受医学科普知识的乐趣，提高自我保健意识和能力。

本书旨在让人们在居家情况下能开展经验性的疾病自我识别、合理用药并及时就医，确保消化系统常见疾病能被早发现、早预防、早治疗，维护消化系统健康。

需要指出的是，书中只涉及消化系统疾病，且所述都是疾病和症状的一般性规律，而患者存在个体差异，所以书中知识仅作为参考。如有相关症状，在初步识别后应及时就医，不可简单依据书上内容自行诊治，以免贻误病情。另外，由于恶性肿瘤等严重消化系统疾病的早期症状并不明显，甚至有的没有早期症状，直到疾病晚期才会出现报警症状，所以如若出现不适，在居家经验性治疗 1 周后症状仍未缓解，应尽快到医院诊治。

王 娜

2024 年 8 月 18 日

☑ 早发现

☑ 早诊断

☑ 早治疗

消化系统疾病防控的必由之路

目 录

消化系统那些事儿

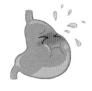

居家自查之我见

漫谈消化系统专科检查

家庭药箱常用药，您备全了吗

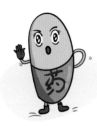

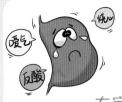

专家教您如何做好居家消化系统疾病防治

消化系统那些事儿

"

　　人体就像是一台非常精密的机器，由各种相互关联的零部件组成。消化系统各个部分就像是机器上的零部件，难免会损坏或发生故障。因此，消化系统疾病是常见而且多发的。在日常生活中，人们往往对消化系统疾病过于轻视，总觉得没那么严重，忍一忍就过去了。然而，一旦消化系统发生病变，就会影响人们正常的生活、工作和学习，甚至会危及生命。所以，我们应该首先了解消化系统的构造和功能特点，这样才能清晰地认识疾病，进而进行预防，保护我们的消化系统。

"

神奇的消化之旅

消化系统在体内的路径很长，被称为消化道。食物经口腔进入体内，一段时间后经肛门排出，这是一个复杂的过程，像是食物的漫长旅行。

胃和肠是人体消化系统内的一对好兄弟，身体需要的营养几乎都是通过它们进行消化和吸收，是人体营养吸收的核心。

为了便于定位，以十二指肠远端和结肠的盲肠为界，将消化道分为**上消化道、中消化道和下消化道**。

消化系统由消化道和消化腺两部分组成。消化道包括了我们熟知的**口咽、食管、胃、小肠、结肠和直肠**；消化腺主要包括**唾液腺、胃腺、肠腺**等。另外，还有参与消化的实质器官，如肝、胆、胰腺等，也属于消化系统的一部分。它们共同组成了人体完整的消化系统。

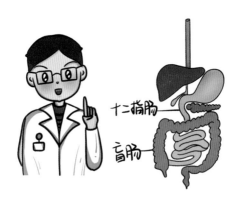

十二指肠

盲肠

认识消化系统

　　消化系统各脏器各司其职，同时进行着对**食物的消化和吸收，实现双重功能**。消化和吸收是两个不同的概念和过程，消化是将大分子物质通过机械性或化学性方式分解为可吸收的小分子物质的过程；而吸收则是这些小分子物质进入血液和淋巴液的过程。

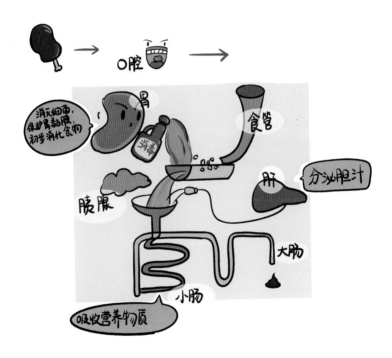

居家自查之我见

"

消化系统疾病种类繁多，同一疾病可能会出现不同症状，而同一症状也可能在不同疾病中出现，所以要对其症状充分理解，才能准确识别。

本篇我们将分别阐述消化系统疾病的常见症状和原因，帮助大家在居家情况下根据自身症状进行简单预判，指导尽早就医，以免延误病情。

"

吞咽困难

什么是吞咽困难

当食物或饮品在咽下的过程中，患者感觉到吞咽费力、受阻、停滞、拖延等不顺畅的感觉，就是"吞咽困难"。通俗地说，就是在吞咽食物时有犹豫或拖延的感觉。

出现吞咽困难就是患了食管癌吗

当然不是！除了食管癌，吞咽困难还见于胃食管反流病、贲门失弛缓症、食管裂孔疝等，所以患者朋友们不要过于担心，不放心的话，简单的胃镜检查就可以使病因一目了然。

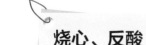

烧心、反酸

什么是烧心和反酸

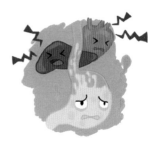

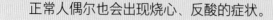

　　烧心烧的并不是"心"，而是在剑突或胸骨后区域有烧灼感或发热感，有时是烧灼样的疼痛感。反酸是由于酸度较高的胃和／或十二指肠内容物经食管反流至口咽部，嘴里感觉到酸性物质。若经常反酸，胃液可能破坏食管黏膜，造成反流性食管炎。

烧心、反酸需要警惕胃食管反流病

　　烧心、反酸是胃食管反流病的典型症状，单凭此症状就可以诊断。还可见于胆汁反流性胃炎、消化性溃疡等。
　　正常人偶尔也会出现烧心、反酸的症状。

恶心、呕吐

什么是恶心、呕吐

恶心是指胃里不适，有种紧迫想吐的感觉。恶心常可能伴随如心慌或心动过缓、出汗、唾液分泌增加等症状。

呕吐是指在胃经强烈收缩后，胃或小肠内部分内容物经食管、口腔排出体外的过程。

恶心常常是呕吐的前奏，一般恶心后会随之呕吐。

恶心、呕吐可不是吃坏东西那么简单

在生活中，大家吃坏东西会引起急性胃肠炎，但恶心、呕吐也会见于消化性溃疡、消化不良、胃潴留等疾病。当然，神经系统疾病、耳前庭功能障碍、内分泌代谢及电解质紊乱等也会出现恶心、呕吐。

嗳气

什么是嗳气

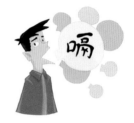

嗳气是指胃内气体逆行通过咽喉所发出的声音，其特点是长而缓，且可有酸腐臭味，老百姓俗称"打饱嗝"，典型的有"嗝"的声音。很多人在饱餐后经常出现，嗳气后有短暂舒适感。

嗳气和打嗝傻傻分不清

打嗝和嗳气是完全不同的。打嗝在临床上又称为"呃逆"，是控制打嗝的肌肉痉挛了，导致气体从肺里快速出来，通过狭小的喉咙产生的一种奇怪的声音。而嗳气的气体是从胃里出来的，这是嗳气与打嗝最根本的区别，所以嗳气速度比打嗝速度慢，嗳气声音一般会比打嗝声音小。

食欲不振

什么是食欲不振

食欲不振是指进食的欲望降低，甚至消失。简单地说，就是没有想吃东西的欲望，俗称"胃口不好"，也叫"纳差"。主要表现为食而无味，且进食后难以消化等。

总没胃口是怎么回事

患者朋友们需要注意，多种消化系统疾病和全身疾病都会引起食欲不振，甚至服用一些药物和不良情绪也会影响胃口，不具有特异性，如果长期没有胃口甚至造成体重下降，应及时前往医院，明确原因。

腹痛

什么是腹痛

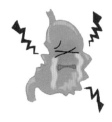

腹痛指腹部因为肌肉痉挛、胃肠膨胀、供血不足等因素而刺激腹膜或压迫腹部神经所致的异常疼痛，表现为不同性质和程度的腹部疼痛和不适感。腹痛部位多位于上腹部，老百姓俗称"心窝口"，其实多数是胃痛。

简单又复杂的腹痛

腹痛俗称"肚子疼"，与腹痛相关的疾病不仅仅是大家熟知的胃肠炎、胃肠痉挛，不同部位、不同程度和不同病程的腹痛可能是不同疾病引起的，常常会被忽视或误诊。例如腹痛还见于急性胰腺炎、阑尾炎、胆石症、消化性溃疡等，甚至还见于一些致命性疾病，如胃肠道穿孔、急性心肌梗死、腹主动脉夹层等。

腹胀

什么是腹胀

腹胀是一种腹部膨胀感,感觉腹部好像塞满了东西,胀胀的,吃进去的食物好像一直没有被消化。有时可观察到部分腹部或全腹明显鼓起。患者多表现为早饱感或餐后饱胀。

腹胀是怎么回事

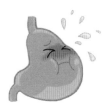

腹胀是由于食物中的蛋白质在肠道细菌的作用下,分解产生较多的气体,常见于慢性胃炎、消化性溃疡。此外,还可见于胃肠道梗阻、肝硬化、慢性胰腺炎、功能性消化不良等。

腹泻

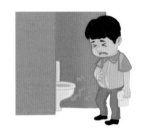

 什么是腹泻

　　每日稀便的排泻次数大于 3 次、排粪量增加就是腹泻，俗称"拉肚子"，拉出来松散或者像水一样的大便。常有种一"泻"千里的感觉。按病程是否超过 1 个月分为急性腹泻和慢性腹泻。

 长期腹泻不容忽视

　　急性腹泻常见于急性胃肠炎、细菌性痢疾。若长期慢性腹泻要考虑萎缩性胃炎、炎症性肠病、小肠吸收不良、肠易激综合征（腹泻型）等可能，甚至还见于结肠癌、小肠肿瘤、过敏等疾病，患者朋友们请及时就医。

便秘

什么是便秘

便秘是因粪便在肠内停留过久，以致出现干结，排出困难或排不尽的症状。如果每周排便少于 3 次且排便困难，排便量少且硬，那就是"便秘"。

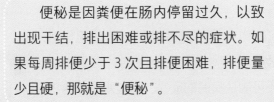

便秘——老年人的难言之痛

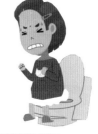

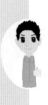

便秘多见于老年人和久坐者，常考虑的疾病为功能性便秘、肠易激综合征（便秘型）及痔疮。此外，也要警惕结直肠肿瘤的可能，长期便秘者应该早期检查以免贻误治疗。

水肿

什么是水肿

组织间隙中有较多液体潴留，致使组织肿胀，称为水肿。水肿不仅会让人的外形看上去"虚胖"，还可能是疾病的征兆。通过观察水肿的部位，就能发现一些疾病的蛛丝马迹。

水肿不一定是肾病

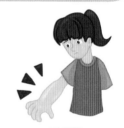

水肿最常见于肾脏疾病，如急性肾小球肾炎、肾病综合征，此类患者往往同时有眼部水肿表现。此外，水肿还见于肝脏疾病，如肝硬化、重型肝炎、肝癌，以及营养不良、心力衰竭及甲状腺功能异常等。

呕血、便血

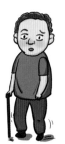

什么是呕血、便血

消化道出血时，血从口腔或肛门排出。呕吐物颜色为鲜红色、暗红色或咖啡色，称为呕血。大便呈红色，柏油样黑色或粪便带血，称为便血。

呕血前常出现上腹不适和恶心，随后呕吐血性内容物，呕吐的同时因部分血液经肠道排出体外，可形成黑便或血便。

可怕的呕血、便血是哪里出血

呕血、便血是各种疾病引起消化道出血而导致的结果。上消化道出血常见的原因为消化性溃疡、肝硬化食管胃静脉曲张出血、药物相关性胃炎，同时也要警惕胃癌的可能。中、下消化道出血可见于小肠肿瘤、血管畸形、炎症性肠病、结肠癌、痔疮、肛裂等。

皮肤巩膜黄染

什么是皮肤巩膜黄染

皮肤巩膜黄染是由于血中胆红素增高，导致皮肤及巩膜出现不正常发黄，有时会伴有尿液颜色加深，像浓茶的颜色。按照病因分为肝细胞性黄疸、溶血性黄疸和梗阻性黄疸。

皮肤发黄是患了肝炎吗

皮肤发黄应先明确是否为血胆红素升高，如果确定升高，很可能是肝脏炎症，但具体原因有很多，如病毒、药物、酒精、自身免疫、遗传代谢等。其中病毒性肝炎才是老百姓常说的有传染性的"肝炎"。另外，胆道系统及其周围脏器炎症、肿瘤引起的胆管堵塞、先天或后天原因导致的溶血等也会导致皮肤发黄。

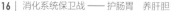

身体求救信号之消化系统报警症状

　　一旦出现消化系统报警症状，可能意味着患有比较严重的疾病，如恶性肿瘤，需要引起患者及其家属的足够重视，及时就医行进一步检查。消化系统"报警"症状如下。

● 近期出现大便次数、颜色、形状和排便习惯的改变。

● 如在短时间内出现消瘦、贫血、呕血、黑便或便血，发生吞咽困难，腹部有肿块、皮肤发黄等任何1条症状。

● 近期出现消化不良症状（如上腹疼痛、胀闷、烧灼感、嗳气、恶心、呕吐）或者之前消化不良的症状有所加重。

　　对于45岁及以下人群，可先行居家经验性治疗2周，若治疗无效需要引起高度重视，及时就医进行检查。对于45岁以上人群，建议及时就医。

漫谈消化系统专科检查

" 消化系统出现症状时，需要做什么检查来进一步诊断和评估呢？

下文将向大家详细叙述消化系统的相关检查，包括实验室检查、呼气试验检查、消化内镜检查及影像学检查等，便于消化系统疾病的早发现、早诊断、早治疗。 "

常用实验室检查有哪些

一些常见的消化系统疾病初步检验，包括血、尿、粪便等，能为医生提供大致的诊治方向。其中最常用的就是血液方面的检验，如肝功能指标检测、血清淀粉酶测定（用于急性胰腺炎的诊断）、肝炎病毒标志物检测（用于肝炎病毒感染的确定）和甲胎蛋白测定（用于原发性肝癌的诊断）等，这些检查对于疑似病例往往是必需的。

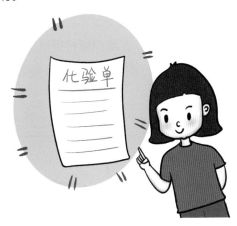

需要注意的是，有些检验结果仅有提示作用，不是决定性的，如癌胚抗原（carcinoembryonic antigen，CEA）。因此医生应根据患者的具体病情解读化验结果。

什么是呼气试验

幽门螺杆菌（helicobacter pylori, HP）是一种螺旋状的细菌，它定植在胃黏膜上皮细胞的表面。幽门螺杆菌感染可引起胃黏膜的慢性活动性炎症，引起慢性胃炎和消化性溃疡等疾病，甚至发展为胃癌，被世界卫生组织列为胃癌的致癌因子。

我国幽门螺杆菌感染人数约占总人口数的 50%。幽门螺杆菌主要通过消化道传播，如家人聚餐、爱人之间的亲吻以及家长与婴儿口对口喂食都是常见的传播方式。此外，幽门螺杆菌还特别喜欢感染儿童和老人，所以说**幽门螺杆菌感染目前被认为是一种很常见的传染病**。一旦发现自己有嗳气、腹胀、食欲减退等状，建议及时就医。

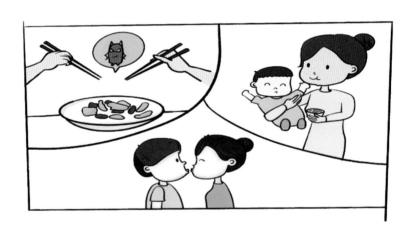

^{13}C 和 ^{14}C 呼气试验是判断人体内有无幽门螺杆菌感染最准确、方便的手段，不仅能判读是否有幽门螺杆菌感染，还能评估感染菌量的多少，且对人体、环境的危害性小，受检者无痛苦、无创伤、无放射性损伤，临床应用十分广泛。

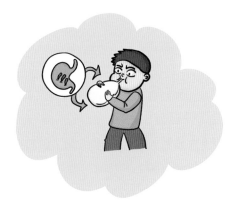

消化内镜检查知多少

一般来说消化系统有 90% 的疾病都集中在上消化道和下消化道。这些部位的病变，依靠胃肠镜检查是最直接、有效的，医学专家都称它为消化道的"保护神"，是消化系统检查的最佳选择。它的优点在于创伤小，患者耐受性强，进入胃腔或肠腔，观察直接，并且对特定疾病不仅有诊断而且有治疗作用，一举两得。因此，能用内镜检查的疾病原则上应首先采用内镜（除非存在禁忌证）。

一般而言，食管、胃和十二指肠上段（包括球部和降段）的疾病多应采用胃镜检查；十二指肠疾病尤其壶腹部疾病可以采用十二指肠镜检查；小肠疾病可选择小肠镜检查；大肠疾病和回肠末端疾病则是选择结肠镜检查。

为什么要做胃肠镜检查

一般人对胃肠镜检查或治疗往往比较担心，怕痛、怕出危险，其实这是由于大多数人对胃肠镜检查了解较少。目前，临床上很多患者只是偶尔会有腹痛、腹胀、腹泻等症状，十分容易被认为是消化不良或吃坏东西，从而自行处理。但早期胃癌、肠癌患者也可能会出现上述症状甚至没有任何症状，当出现明显症状再做胃肠镜检查往往已经错过了最佳治疗时机，所以定期的胃肠镜检查就变得异常重要。

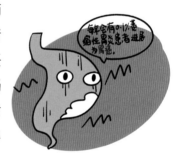

内镜医师能够对内镜下的消化道"明察秋毫"，敏锐发现胃黏膜中 5 毫米左右的微小病变。而且随着内镜治疗技术的发展，原来一些需要开腹的手术现在在内镜下就能完成，不仅免去了痛苦，而且疗效好、费用少。"早癌九生一死，晚癌九死一生"，及早发现、及早诊断、及早治疗才是硬道理。

哪些人需要做胃肠镜检查

哪些人应当主动去做胃肠镜检查？目前，比较简单的判断方法是符合以下标准的人群：其中任何一类人群具备其中1条，建议尽早做1次胃肠镜检查。

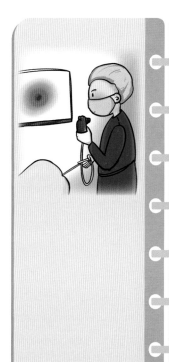

1.没有胃癌、结直肠癌家族史，同时也不是高危人群者，建议45岁以后开始做胃镜筛查，50岁以后开始做肠镜筛查。

2.年龄≥40岁，且符合下列任意1条高危人群者。

（1）胃癌或结肠癌高发地区人群。

（2）幽门螺杆菌感染者；便潜血阳性者。

（3）既往患有慢性萎缩性胃炎、胃溃疡、手术后残胃、肥厚性胃炎、贫血、胃肠息肉者。

（4）有胃癌或结肠癌家族史或恶性肿瘤史者。

（5）有长期高盐、腌制、烤制饮食，吸烟、重度饮酒等不良生活习惯者。

无痛胃肠镜检查的优势是什么

无痛胃肠镜可使患者在麻醉状态下完成整个检查过程。患者睡一觉即可完成，检查比较安全，无任何痛苦或其他不适，这样便可消除患者的畏惧和紧张心理，更重要的是会提高患者的配合度，内镜医生能够获得更清晰的视野和图像，可以更加细致地观察和发现病变。

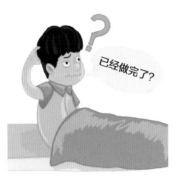

特殊内镜知多少

什么是超细经鼻胃镜

首先，其镜身"十分苗条"（直径 6 毫米），是普通胃镜直径的一半；其次，经鼻孔入食管，不接触舌根就可直接到达食管和胃，有效减少了咽喉反射，使患者恶心、呕吐的症状减少，提高了患者的配合度。患者可取坐位进行检查，一边观察监视器，一边与医生交流，让医生及时了解患者感受，以便更好地完成检查，治疗更加人性化。但缺点是其清晰度较普通内镜差，且活检孔道小，一定程度上影响病理取材和治疗。

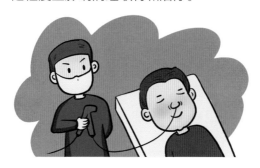

什么是胶囊内镜

　　小肠一般长度为 4 ~ 6 米，要在这么长的通道上查找较小的息肉、溃疡或肿瘤等，其难度可想而知。在以前医生都认为小肠是消化道检查的"盲区"，但这个问题随着胶囊内镜的诞生迎刃而解了。胶囊内镜检查不仅可以没有痛苦地看到胃部情况，还能清楚地看到小肠情况，其缺点是价格较高并有检查遗漏点。

　　由患者吞下一粒"胶囊"——一枚普通药物大小的微型内镜，配有电池、镜头及传感器。患者吞下后，内镜会随着消化道的蠕动"游历"整个胃肠道，并且在此过程中拍照。在此期间，患者可正常活动，胶囊内镜可在消化道内停留 10 个小时之久，最多可以拍数万张照片，最后随大便排出。医生通过观看拍摄的消化道照片形成的视频即可对其疾病做出准确判断。

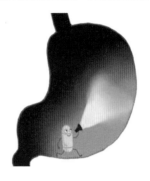

　　在不久的将来，胶囊内镜将不单单满足于检查功能，还会被开发出和传统内镜一样的功能，如活体组织检查（简称"活检"）、止血、抗炎、促排便、靶向给药等多样化干预手段，患者不需要麻醉，也不用住院，正常活动即可。胶囊内镜以方便、无创、无交叉感染风险等特点，在临床上运用的范围越来越广。

什么是小肠镜

　　因为胶囊内镜价格较高、有检查盲点并且受肠道准备效果的影响，所以小肠疾病的最终确诊还需要依靠小肠镜这一可靠手段。**小肠镜是小肠疾病检查的"金标准"**。小肠镜可以在直视下检测病变，活检获得病理诊断，而且能同时治疗。但是"人无完人"，小肠镜也有缺点，因为小肠的长度很长，包括空肠和回肠，操作时小肠镜头端两个气囊通过交替充气放气和拉伸肠管把肠管像串糖葫芦一样套在镜子上，才能进到肠道的更深部位，所以想要一次完成整个小肠的检查几乎是不可能的，一般要分别做经口和经肛两次才能完成，同时还需要特殊的全身麻醉和肠道准备，因此不是小肠疾病的首选检查。

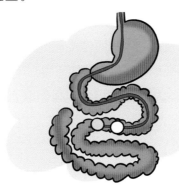

什么是染色内镜和放大内镜

常规内镜检查对早期胃癌诊断的阳性率相对较低，因为在疾病早期，病变可能相对微小，但是应用内镜下黏膜色素染色技术，结合高清的放大胃镜应用定向活检可大大提高活检的阳性

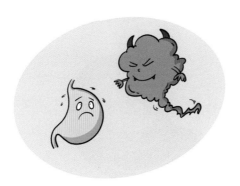

率。有人曾把放大及染色胃镜检查称为内镜界的"福尔摩斯"，又叫"精查胃镜"，它对早期病变的观察效果是普通胃镜不能比拟的。尤其对于小于 5 毫米的微小病变，放大胃镜能使黏膜的组织光学放大几十到一百多倍，清楚地放大病变表面的微结构和微血管，而染色胃镜可清晰地勾勒出病变的范围，有助于对病变范围及深度的判断。两种内镜相辅相成、强强联合，使疾病无所遁形。

什么是超声内镜

顾名思义，超声内镜就是带有超声探头的胃镜。消化道从内到外依次分为黏膜层、黏膜下层、肌层、浆膜层。普通内镜（如胃肠镜）只能看到"表面现象"，即黏膜层的病变。然而，有些病变源于黏膜下层，如果黏膜层正常，那么普通内镜就无能为力了。不仅如此，有些病变位于消化道外侧，如紧贴胃后壁的胰腺，如果还用普通胃肠镜诊断就难上加难了。这时候，超声内镜就派上用场了，因此它被称为"消化科医生的透视眼""消化内

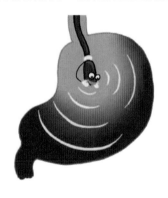

镜的第三只眼"。

　　超声内镜相比于放在腹部的普通腹部超声有"离得近，看得清"的优势。普通腹部超声离病灶较远，而且容易受到胃肠积气的影响，对于胰腺和胃肠道内的病灶难以获得满意的检查效果。超声胃镜能最大限度地紧贴病灶，且可以变化角度，能动态、全面地看清楚深层病灶的细节，并且也能将邻近器官的断层图像清晰地显示在电脑上。

腹部超声的优缺点

　　腹部超声俗称"B超"，在临床上是常规开具的检查项目，适用于肝、胆、胰腺、脾等多种脏器疾病的诊断，可获得人体内脏器官的各种切面图形。优点：图像比较清晰且检查价格相对便宜，无不良反应，可反复检查。缺点：B超若遇到胃肠道内气体会产生全反射，尤其消化道的管壁很薄，在B超回声图上获得的信息很少，给诊断带来困难。因此，腹部超声不能代替消化内镜。

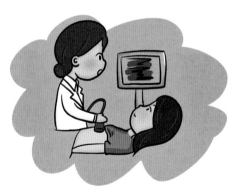

消化道造影检查能代替胃肠镜检查吗

消化道造影检查是指患者吞食糊状硫酸钡，在 X 线照射下显示消化道黏膜状况的一种检查方法。根据临床诊治目的不同，将消化道造影检查分为三种，即上消化道造影、全消化道造影、结肠钡灌肠检查。

消化道造影检查可移动荧光屏随意进行多轴和动态观察，范围不受限制，经济实用且创伤性小，适合不耐受胃肠镜检查人群。但该检查容易遗漏胃肠道微小病变，且仅根据影像不能得出肯定结论，所以对消化道疾病筛查来说还是首选胃肠镜检查。

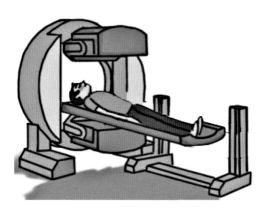

腹部影像学检查知多少

CT 检查和 MRI 检查的优缺点

1. CT 检查　是利用 X 线束对人体某个部位进行分层扫描，扫描后，经电子计算机处理而获得的重建图像。患者安全、无痛苦，是目前影像科最受欢迎、最为普及的检查项目，还可以加做增强扫描对某些炎症、肿瘤进行鉴别。但 CT 检查往往被一些人们误认为是诊断百病的万能检查，其实这是一种误会，而且 CT 检查会有一定的放射性损害，尤其是对孕妇，在做该项检查之前一定要仔细询问医生。

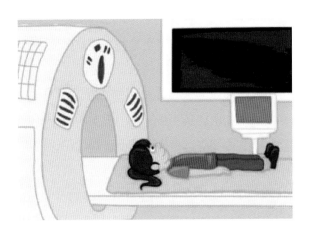

2. **磁共振成像（MRI）** 是一种影像学检查，利用磁共振现象，最终通过专业设备成像的检查方式。MRI 可以发现 CT 发现不了的病变，图片和 X 线、CT 一样，由黑白灰度表示信号的强度。与 CT 相比，MRI 可以多层次、多参数成像，清楚地显示疾病所在部位、范围以及与其他周围脏器的关系，这是 X 线、CT、超声等影像技术不可比拟的。且对人体没有任何放射性损害，可多次检查，绝大部分病例不需要使用造影剂，即使使用造影剂也十分安全。虽然 MRI 的优点很多，但检查价格也比较高，在一定程度上限制了其应用。

什么是 PET/CT 检查

PET/CT 将 PET 与 CT 合二为一，可以一次性完成对全身病灶的检查，和其他检查相比，具有更准确、更早发现病灶等特点，被认为是目前诊断和指导治疗肿瘤的重要手段之一。

恶性肿瘤细胞可以看作是人体内的"寄生虫"，它肆意地摄取体内营养物质来满足自身生长，其中很大一部分是葡萄糖，因此恶性肿瘤摄取的葡萄糖远远高于其他正常组织。将葡萄糖用放射性核素标记，之后作为显像剂注射到患者体内可使其在肿瘤部位浓聚，从而在 PET/CT 中呈现出一个明亮的点，所以 PET/CT 显像就好像在坏人身上装上了一个定位器，能够准确地发现病灶。

但是任何一项影像学检查都不是 100% 准确的，这取决于病变的性质、大小等因素，比如小于 0.5 厘米的病灶就很难被探测出来，而且近万元的检查费用也不是所有患者都能承担得起的。此外 PET/CT 有一定的辐射风险，所以我们要理性选择这些检查方法，只有合适的，没有最好的。

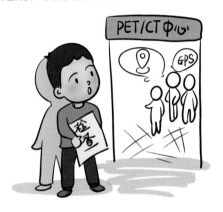

家庭药箱常用药，您备全了吗

> 消化系统药物是居家常用药品中的必备品，尤其对于胃肠功能不好的人群。本篇主要按类别详细介绍消化系统居家常用药物的选择和用药指导，请您在用药前再仔细阅读药品说明书，避免错误用药。

抑酸药

如果胃内出现过多胃酸，这时就需要使用抑酸药来抑制胃酸的进一步分泌，减少胃酸生成。本类药物是临床上使用最为广泛的一类消化系统药物。

1. **质子泵抑制剂**（proton pump inhibitors，PPI） 奥美拉唑、兰索拉唑、泮托拉唑、雷贝拉唑、埃索美拉唑。此类药物抑酸疗效确切，作用强、持久，短期使用副作用少，是目前抑制胃酸最主要的药物，也是全球常用的处方药之一。以艾司奥美拉唑为例。

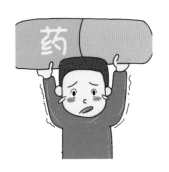

【适应证】

主要用于反流性食管炎、慢性胃炎、胃溃疡、十二指肠溃疡、应激性溃疡的治疗和防止其复发。与抗生素联合应用可用于根除幽门螺杆菌的治疗。

【禁忌证】

对本类药物或其他苯并咪唑类化合物或辅料过敏者禁用。

【服用方法】

口服，成人 20 毫克（1 片），1 次或 2 次 / 日，餐前 30 分钟服用。

【不良反应】

耐受性较好，少数患者有腹泻、腹痛、恶心、便秘、消化不良、头痛、头晕等不适。

【储存条件】

遮光，密封，在阴凉、干燥处保存。

2. H₂ **受体阻断剂**　西咪替丁、雷尼替丁、法莫替丁等，其抑酸作用弱于质子泵抑制剂。临床上已逐渐被 PPI 代替，以法莫替丁为例。

【适应证】

主要用于治疗胃酸分泌过多引起的疾病，如慢性胃炎、十二指肠溃疡、胃溃疡、反流性食管炎、应激性溃疡及胃泌素瘤等。

【禁忌证】

对本品过敏者禁用。妊娠期及哺乳期妇女禁用。

【服用方法】

口服，一次 20 毫克（1 片），2 次 / 日，早、晚餐后或睡前服用。

【不良反应】

皮疹、头痛、头晕、乏力和恶心、便秘、腹泻等，还有面部潮红、白细胞减少，偶有轻度一过性转氨酶增高等。

【储存条件】

遮光，密封，在干燥处保存。

抗酸药

抗酸药的本质就是弱碱性的盐。对于已经分泌出来的过量胃酸，口服弱碱性抗酸药后可中和胃酸，快速解除胃酸对 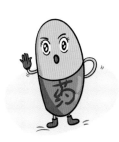 于黏膜的损伤，是消化性溃疡、反流性食管炎的主要治疗药物。常用的抗酸药有铝碳酸镁、复方碳酸钙、碳酸氢钠、氢氧化铝等。以铝碳酸镁为例。

【适应证】

适用于急、慢性胃溃疡，胃灼热，急、慢性十二指肠溃疡，胃食管反流病，十二指肠胃反流，双重反流（同时存在胃食管反流和十二指肠胃反流）。

【禁忌证】

对本品过敏者禁用。

【服用方法】

成人 1～2 片，3 次 / 日，饭后服用。可吞服或嚼碎服，症状严重时可在两餐之间和晚上睡觉前加服 1 片或 2 片。

【不良反应】

大剂量服用可导致胃肠道不适，如消化不良和软糊状便，偶有嗳气和便秘。

【储存条件】

遮光，密封，在阴凉、干燥处保存。

胃黏膜保护药

胃黏膜保护药可以在胃黏膜表面形成一层保护膜，隔绝有害物质（如过量胃酸等）的侵袭，从而预防其受到损伤，保护胃黏膜，还可以促进黏膜组织修复。如果有溃疡，也能促进其愈合。常用的胃黏膜保护药有替普瑞酮、硫糖铝、枸橼酸铋钾等。以替普瑞酮为例。

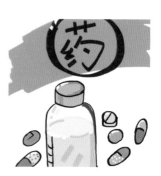

【适应证】

用于胃溃疡、急性胃炎、慢性胃炎的急性加重期胃黏膜病变的改善。

【禁忌证】

对本品成分过敏者禁用。

【服用方法】

胶囊制剂 50 毫克，3 次 / 日；细粒制剂 0.5 克，3 次 / 日，饭后 30 分钟内口服。

【不良反应】

皮疹，便秘、腹泻、恶心、呕吐，转氨酶上升、白细胞减少、粒细胞减少等。

【储存条件】

密封保存。

润肠药

润肠药能增加肠内水分，软化粪便，同时对肠道起到润滑作用，促进肠蠕动，总之就是促使我们排便

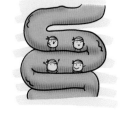

的一类药物，主要用于治疗便秘。常用的药物有乳果糖、开塞露、硫酸镁等。以乳果糖为例。

【适应证】

通过调节结肠的生理节律，治疗慢性或习惯性便秘，还可用于治疗和预防肝性脑病引起的肝昏迷或昏迷前状态。

【禁忌证】

不能耐受乳糖或过敏者，肠梗阻、急腹症、半乳糖血症者禁用。

【服用方法】

成人每次 10 ～ 15 毫升，2 次或 3 次 / 日，口服。具体剂量、次数根据大便反应情况而定，保持 1 次或 2 次 / 日。

【不良反应】

治疗初期可能会出现腹胀，通常可以耐受，继续治疗即可消失。当服用剂量高于推荐治疗剂量时，可能会出现腹痛和腹泻，此时应减少用量。如果长期大剂量服用润肠药，患者可能会因腹泻导致电解质紊乱等。

【储存条件】

遮光，密封保存。

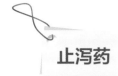

止泻药

止泻药通过减少肠道蠕动，降低肠道所受刺激，保护肠道，从而止泻。常用药物有蒙脱石散和洛哌丁胺。蒙脱石散的原料是天然矿物质提取物，它能够在胃肠道中形成一个黏膜保护层，同样适用于儿童。以蒙脱石散为例。

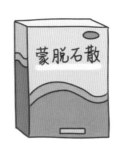

【适应证】

主要用于成人及儿童的急、慢性腹泻；也可以用于食管、胃、十二指肠等部位疾病引起的相关疼痛症状的辅助治疗。

【禁忌证】

对本品成分过敏者禁用。

【服用方法】

成人每次3克（1袋），3次/日，空腹口服。

【不良反应】

偶见便秘，大便干结。

【储存条件】

密封，干燥处保存。

胃肠动力药

胃肠动力药可以增加胃和十二指肠蠕动的幅度和频率，使胃的收缩和蠕动加强，从而促进胃肠排空。简单来说，就是给胃肠道"加油"或者装个"小马达"，使其运动加快。常用药物有多潘立酮、莫沙必利、伊托必利等。以多潘立酮为例。

【适应证】

用于消化不良、嗳气、恶心、腹部胀痛等。

【禁忌证】

嗜铬细胞瘤、乳腺癌、机械性肠梗阻、胃肠出血等疾病者禁用。

【服用方法】

口服。成人一次 10 毫克（1 片），3 次 / 日，饭前 15 ~ 30 分钟服用。

【不良反应】

口干、皮疹、头痛、腹泻、乏力、嗜睡、头晕等。

【储存条件】

遮光，密封保存。

助消化药

食物进入胃肠道后，要在各种消化酶的作用下分解为可被小肠吸收的小分子物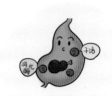质。如果人体分泌的消化酶不足或者进食过多，就需要通过药物补充

常见的消化酶，包括蛋白酶、脂肪酶、淀粉酶等。常用药物多为各种酶的复方产品，如复方阿嗪米特肠溶片、复方消化酶胶囊、米曲菌胰酶片等。以复方阿嗪米特肠溶片为例。

【适应证】

用于因胆汁分泌不足或消化酶缺乏而引起的食欲缺乏、消化不良。也可以用于胆囊炎、胆结石以及胆囊切除患者的消化不良。

【禁忌证】

肝功能障碍，因胆石症引起胆绞痛、胆管阻塞、急性肝炎等疾病者禁用。

【服用时间】

成人一日 3 次，餐后服用，每次 1 片或 2 片。

【不良反应】

尚未见严重不良反应。

【储存条件】

遮光，密封，在阴凉干燥处（不超过 20℃）保存。

益生菌

人体肠道内存在大量的微生物，好像一个小王国，其中各种细菌之间相互依存、互相制约，形成一种生态平衡。如果有害菌增多，或其他疾病破坏了肠道的生态平衡，就会出现相关症状。这时就需要补充有益的细菌，纠正菌群失衡。目前，市场上常用的益生菌制剂主要包括双歧杆菌、乳杆菌、芽孢杆菌、枯草杆菌、酵母菌等菌属，并且常为多菌株的混合产品。以双歧杆菌乳杆菌三联活菌片为例。

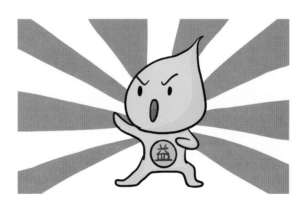

【适应证】

用于治疗肠道菌群失调引起的急性腹泻、慢性腹泻、抗生素治疗无效的腹泻及便秘。

【禁忌证】

尚无资料报道。

【服用方法】

口服，一次 4 片，2 次或 3 次 / 日。温开水或温牛奶冲服。

【不良反应】

未见不良反应。

【储存条件】

适宜于冷藏保存。

专家教您如何做好居家消化系统疾病防治

消化系统疾病种类繁多，常见的包括胃食管反流病、胃炎、消化性溃疡、急性胃肠炎、病毒性肝炎、肝硬化、胆囊炎、胰腺炎等。本篇详细呈现了食管疾病、胃肠疾病、肝脏疾病、胆胰疾病四大类，共15种消化系统常见疾病的临床特点、病因、药物防治及就医指导，方便公众在居家情况下对自己的病情有所判断，指导进一步诊治。

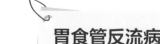

胃食管反流病

狡猾的"伪装者"——胃食管反流病

你是否有过这样的经历？在吃了美味的烧烤、油腻的火锅或饮酒后，感觉胃里好像有热辣辣、酸溜溜的东西，刺激着胃壁，很不舒服。甚至这些东西从胃汹涌而出，直冲咽喉，使食管和嗓子火辣辣地疼。其实，这就是胃食管反流病。

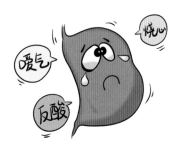

由于各种原因引起食管下段括约肌松弛，会导致贲门不能有效关闭，胃内容物带着胃酸等刺激物没有向下走，反而向上反流到食管，刺激食管黏膜，引起反酸水和烧心。

患有胃食管反流病的患者，还可能会出现胸痛、上腹痛、嗳气等表现。此外，"一冲飞天"的胃酸还可能沿着食管往上，跑到咽喉、鼻腔、气管、支气管等部位，导致慢性咳嗽、咽痛、咽部异物感、声音嘶哑、鼻炎，甚至哮喘发作。

你知道为什么胃和食管会出现反流吗

各种因素引起食管下括约肌松弛，常见诱因如下。

● 抽烟、大量喝酒、喝咖啡、饮浓茶和食用巧克力、服用非甾体抗炎药或抗胆碱能药物等。

● 饮食过饱，过度食用辛辣、酸、甜等刺激性食物。

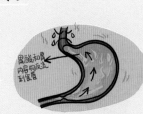

● 肥胖、长期便秘、重体力劳动、精神因素、季节气候因素等。

● 身体屈曲、弯腰、头低位、仰卧等特殊体位。

怎样居家识别可能患了胃食管反流病

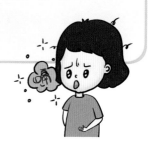

- **典型症状** 烧心和反酸。
- **不典型症状** 胸痛、上腹痛、上腹烧灼感、嗳气。
- **食管外症状** 慢性咳嗽、咽痛、咽部
异物感、声音嘶哑、鼻炎、哮喘。

 专家经验处方

出现胃食管反流不要慌，根据不同症状和疾病程度选用相应药物，最常用的药物为抑酸药、胃黏膜保护药、胃肠动力药，"三驾马车"联合治疗。

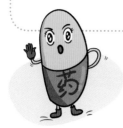

1. 治疗烧心、反酸经验处方

（1）抗酸剂：每周有 1～3 天出现反酸和烧心症状的轻中度患者可使用抗酸剂。居家应常备铝碳酸镁咀嚼片。

（2）抑酸药：如每周症状出现大于 4 天的重度反酸患者，首选质子泵抑制剂。一般为 1 片 / 次、1 或 2 次 / 日，口服，如艾司奥美拉唑、雷贝拉唑、兰索拉唑等。

（3）胃黏膜保护药：如替普瑞酮、硫糖铝、铋剂，常和质子泵抑制剂联合使用，促进黏膜愈合。

2. 缓解腹胀、嗳气经验处方

（1）胃肠动力药：改善消化不良、腹胀、嗳气，抑制恶心、呕吐等。

（2）消化酶：可改善消化不良症状，改善与进食相关的中上腹部饱胀、食欲减退等。

3. 缓解胆汁反流的药物　铝碳酸镁不仅可快速中和胃酸，还可吸附胆汁，改善症状，保护胃黏膜。

 用药注意事项

胃食管反流病是一种慢性疾病，用药后虽然症状有所缓解，但受损的黏膜没有完全愈合，所以需要规律服药 4～8 周，达到黏膜愈合。质子泵抑制剂具有很强的抑酸效果，但酸反跳现象在长期用药患者中普遍存在，即停药后可再次诱发反酸，因此，可使用铝碳酸镁中和胃酸，改善酸反跳引起的反酸、烧心症状。

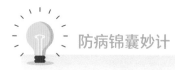 防病锦囊妙计

● 抬高床头，避免睡前进食。

● 过度肥胖者应加强运动，适度减肥。

● 戒烟戒酒。

● 少食多餐，避免食用咖啡、巧克力、辛辣或酸性诱发反流的食物。

● 避免在生活中长久做增加腹压的各种动作和姿势。

 专家就医指导

出现哪些"警报"，就需要到医院就诊了

"警报"包括进行性吞咽困难、吞咽痛、体重减轻、贫血、呕血或黑便。因为这些症状也可能是食管或邻近器官有其他重要病变，所以要到医院确诊。年龄大于 40 岁，有肿瘤家族史的患者尤其要小心，要排除肿瘤的可能。

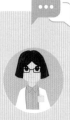

到医院就诊，需要做什么检查呢

● **胃镜检查** 是最准确的方法，能判断胃食管反流病的严重程度和有无并发症。

● **24 小时食管 pH 监测** 被公认为诊断胃食管反流病的重要诊断方法。

● **食管测压** 能检测与反流相关的食管动力异常。

食管异物

 可怕的"杀手"——食管异物

食管异物是指因各种原因导致的异物滞留在食管内引起的食管损害，是临床中常见的一种急症，如果不及时取出，可造成严重后果，甚至危及生命。食管异物多见于老人及儿童，比如吃枣时卡了枣核，吃鱼时卡了鱼刺，老人牙齿或假牙脱落，儿童口含玩具误吞等。

 关于食管异物你应该知道的小知识

误食是食管异物最常见的原因。食管是食物经口进入胃肠道的长管状结构，长约 25 厘米，有三个生理性狭窄处。食管狭窄处是最容易发生异物滞留的部位。食管入口处是第一个狭窄，大约在喉咙往下的位置；第二个生理狭窄在食管和主动脉弓交叉的位置；第三个生理狭窄在食管和胃连接的地方。大部分食管异物患者容易卡在第一个狭窄处，咽也咽不下去，吐又吐不出来，且伴随着疼痛，更吃不进去饭，时间长了会出现食管穿孔、纵隔炎、气胸等，甚至威胁生命。此外，食管狭窄或食管癌患者更易发生食管异物。

临床症状

- **典型症状** 吞咽困难、有异物感和进食疼痛。
- **不典型症状** 个别人吞咽稍显费力或几乎没有症状，从而忽略了对本病的诊治。
- 呼吸困难、咳嗽、发热等提示继发了穿孔或感染。

警惕"祸从口入"！不小心吞入食管异物该怎么办

- 立即停止进食。
- 清除口咽部食物。
- 及时就医。

专家经验处方

● **尽早明确诊断**　误吞异物后，严禁自行吞服馒头、醋、蔬菜等食物，防止加重损伤。

● **尽早内镜取出异物，必要时行食管手术**　尤其对于一些异物卡在大血管处的情况，更会增加出血风险。

 防病锦囊妙计

● 细嚼慢咽，进食时要专心。

● 损坏的假牙要及时修复。

● 教育儿童改正口含玩具的不良习惯。

● 做胃肠道检查或治疗、需要全麻或昏迷者，如有活动的假牙应取出。

 专家就医指导

出现哪些"警报"，就需要到医院就诊了

确定食管异物后立即停止进食。可尝试呕吐法，即用手指、筷子和牙刷柄等刺激咽部、舌根，引起呕吐，试着将异物吐出。

尝试失败应立即去就近的医院就医。对于病史不清楚的患者，如出现吞咽困难、胸痛，甚至呼吸困难、发热等症状，需要尽早就医。

到医院就诊，需要做什么检查

1.**影像学检查** 对于金属不透光异物，进行 X 线、食管造影或胸部 CT 检查能够确诊并定位。

2.**喉镜或胃镜检查，同时取出异物** 及时取出异物是最根本的治疗方法，绝大多数异物可在喉镜或胃镜下取出，具体情况往往根据异物嵌顿位置而定。

胃肠道疾病

胃肠道疾病是消化科最常见的，也是患者最容易来消化科就诊的原因，占到消化科门诊量的 60%。胃肠道疾病的发生虽然有很多原因，但不良饮食习惯为主要因素。以前人们总是饥一顿饱一顿，常常导致胃肠疾病发生，然而现在生活条件好了，胃肠疾病的发病率依然很高，更有年轻化趋势。

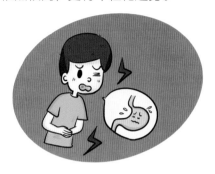

慢性胃炎

慢性胃炎会变成胃癌吗

慢性胃炎是一种常见的消化系统疾病，指各种原因引起的胃黏膜慢性炎症，分为慢性非萎缩性胃炎（浅表性）和慢性萎缩性胃炎。

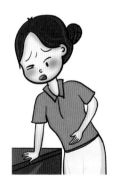

正常情况下，胃黏膜有自我保护能力，能够在一群攻击因子中好好生存。胃酸、幽门螺杆菌、部分药物、胆汁、酒精等对胃黏膜来说都是攻击因子。一旦这些攻击因子强于胃的防御能力，胃黏膜就会被破坏，久而久之便会患上慢性胃炎。

如果攻击因子持续存在，胃黏膜反复遭受损害而来不及修复，最终会导致不可逆的胃腺体萎缩，甚至消失，从而发生萎缩性胃炎。进一步发展就会成为肠化生、异型增生。当病理报告为重度异型增生或高级别瘤变时就提示是癌前病变了，需要及时接受内镜下切除治疗，每年会有 0.1% 的萎缩性胃炎患者进展为胃癌，所以一定要引起重视。但也没必要恐癌惧癌，早发现、早诊断、早治疗才是关键。

为什么会患上慢性胃炎

- 幽门螺杆菌感染是最主要的原因。
- 喜食过冷、过热、粗糙、刺激性的食物。
- 过度吸烟、饮酒等不良生活习惯。
- 服用抗血小板药物、非甾体抗炎药等药物。
- 精神因素，如长期焦虑紧张等。
- 胆汁反流。

怎样居家识别可能患了慢性胃炎

● **典型症状**　上腹部疼痛，且大多没有规律。

● **常见症状**　腹胀、打嗝、早饱感（吃很少就感到饱了），伴有反酸、烧心、恶心、呕吐、食欲不振等现象。

● **精神心理症状**　胃部不适的同时伴随紧张、焦虑、抑郁表现。

● **胆汁反流性胃炎**　伴恶心、呕黄绿色液体、口苦症状。

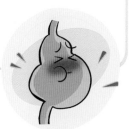

 专家经验处方

　　1. **最佳治疗方案**　去除病因，尤其是对有幽门螺杆菌感染的患者行抗菌治疗。

　　2. **治疗原则**　缓解症状，提高黏膜愈合质量，预防胃溃疡、胃癌、胃出血等并发症。

● **对因治疗经验处方**

　　1. 幽门螺杆菌阳性　根除幽门螺杆菌有利于胃黏膜的修复，能够显著改善胃黏膜炎性反应。经典治疗方案：**传统铋剂四**

联 = 标准剂量质子泵抑制剂 + 标准剂量铋剂 +2 种抗菌药物，连服 14 天，对幽门螺杆菌的根除率可达 85% 以上。

抗菌药物有 5 种可选方案，如表 1。但是如果您对青霉素过敏，就不能用含有阿莫西林的方案了，具体药物选择建议由专科医生开具。

表 1　抗菌药物可选方案

抗生素组合	抗生素 1	抗生素 2
组合 1	阿莫西林 1.0g，2 次 / 日	克拉霉素 500mg，2 次 / 日
组合 2	阿莫西林 1.0g，2 次 / 日	左氧氟沙星 500mg，1 次 / 日或 200mg，2 次 / 日
组合 3	四环素 500mg，3 次或 4 次 / 日	甲硝唑 400mg，3 次或 4 次 / 日
组合 4	阿莫西林 1.0g，2 次 / 日	甲硝唑 400mg，3 次或 4 次 / 日
组合 5	阿莫西林 1.0g，2 次 / 日	四环素 500mg，3 次或 4 次 / 日

2. **胆汁反流**　对于胆汁反流引起的慢性胃炎，可应用胃肠动力药或联合胃黏膜保护剂。

（1）胃肠动力药：多潘立酮（10 毫克 / 次、3 次 / 日）或莫沙比利（5 毫克 / 次、3 次 / 日）等。

（2）胃黏膜保护剂：铝碳酸镁 1 克 / 次、3 次或 4 次 / 日或其他可以结合胆汁酸的黏膜保护剂，以保护胃黏膜。

3. **药物性胃炎**　具体内容可见"药物性胃炎"相关内容。

● 对症治疗经验处方

1. 上腹痛（胃痛） 可根据症状严重程度选用抑酸剂、抗酸剂、胃黏膜保护剂。如果只是胃痛，首选胃黏膜保护剂，可减少黏膜修复时间并提高恢复质量。如果除了胃痛，还有烧心、反酸的症状，此时就需要使用胃黏膜保护剂 + 质子泵抑制剂一起来治疗。

2. 上腹饱胀、嗳气、早饱、恶心 可以选择胃肠动力药。如果中上腹部饱胀、食欲不振的不适感跟进食有关，也可应用消化酶。两者一起使用效果更好。

● 萎缩性胃炎经验处方

中医中药治疗胃炎的历史悠久，其辨证施治的方法取得了良好的治疗效果，中成药（如胃复春）具有健脾益气，活血解毒的功效，脾虚弱症可以应用。但目前对于中医逆转胃黏膜萎缩、肠化生也存在一定争议。

用药注意事项

用药时间包括短期控制症状和长期用药促进黏膜愈合。在居家经验治疗时，建议不要在症状刚刚缓解时就停药，因为恢复受损的胃黏膜需要一定时间，为了保证胃黏膜更好愈合，症状缓解后还需要继续治疗一段时间。要坚持足疗程用药哦！

什么人群需要根除幽门螺杆菌

幽门螺杆菌阳性人群合并以下疾病：消化性溃疡、胃黏膜相关淋巴组织淋巴瘤、慢性胃炎伴有消化不良症状、慢性胃炎伴胃黏膜萎缩和糜烂、胃癌家族史、计划长期服用非甾体抗炎药、已长期接受非甾体抗炎药治疗，需要根除幽门螺杆菌。

幽门螺杆菌根除后如何复查

当按疗程吃完药后，先不要忙着复查，等停药 4 周后再复查，这样检查结果才更准确。复查时建议做呼气试验，如果是阴性，恭喜您，成功清除了幽门螺杆菌。如果还是阳性，说明初治方案没有起效，需要间隔 2~3 个月，再进行补救。但补救方案要避免与初始治疗方案相同，具体情况请遵医嘱。

根除幽门螺杆菌有什么副作用

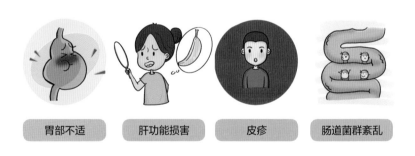

| 胃部不适 | 肝功能损害 | 皮疹 | 肠道菌群紊乱 |

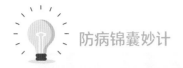
防病锦囊妙计

● 细嚼慢咽，养成规律清淡易消化的饮食习惯，少食多餐，保持良好的心态，心情愉快。

● 戒烟、戒酒。

● 提高免疫力，加强体育锻炼。

● 避免食用刺激、辛辣、生冷、粗糙的食物，慎用、忌用对胃黏膜有损伤的药物。

● 劳逸结合，保证充足睡眠。

● 采用分餐制，避免幽门螺杆菌感染。

 专家就医指导

？ 出现哪些"警报"，就需要到医院就诊了

　　症状加重或持续不缓解，伴有嗳气、反酸、胃痛等症状，并且出现严重或持续性的腹痛、呕血、呕吐物呈咖啡色、便血或黑便、不明原因消瘦、贫血；或者频繁呕吐，呕吐物呈发酵食物的酸味且量多。在身体出现以上症状时，最好尽快去医院诊治，避免延误病情。

到医院就诊，需要做什么检查

1. **胃镜和活组织检查** 胃镜可以清楚地观察食管、胃、十二指肠球部和降部的黏膜，以确定病变的部位及性质，并且镜下能够取病变组织进行病理细胞检查，这是确诊各种胃部疾病的"金标准"。

2. **胃肠 X 线钡餐检查** 不能耐受胃镜检查的患者可选择上消化道 X 线钡餐检查。用气钡双重造影显示胃黏膜细微结构时，萎缩性胃炎可出现胃黏膜皱襞相对平坦、减少。

药物性胃炎

 小心药物性胃炎

有些药物长期使用会引起胃黏膜损伤，这种损伤就叫"药物性胃炎"。随着我国进入老龄化社会以及人们生活水平的提高，冠心病发病率呈逐年升高趋势，导致阿司匹林被广泛应用。有些健康老人误认为阿司匹林具有保健作用而盲目服用。值得注意的是阿司匹林和布洛芬等其他非甾体抗炎药对胃十二指肠黏膜具有损伤作用，长期服用阿司匹林可以诱发消化性溃疡，增加溃疡的复发率以及出血、穿孔等并发症的发生。溃疡发生的危险性和阿司匹林剂量大小以及用药时间长短有关。因此，不要把阿司匹林当保健药物，应该在医生的指导下服用。

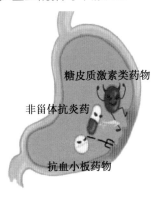

糖皮质激素类药物

非甾体抗炎药

抗血小板药物

最伤胃的药物有哪些

● **抗血小板药物** 包括肠溶阿司匹林、氯吡格雷、西洛他唑、替罗非班等。

● **非甾体抗炎药** 又称"解热镇痛抗炎药"，有解热、镇痛、抗炎作用，如布洛芬、双氯芬酸、吲哚美辛。

● **糖皮质激素类药物** 包括地塞米松、泼尼松、泼尼松龙、甲基强的松龙、倍他米松。

如何识别药物性胃炎

● **在服用上述药物（大于 3 个月）后出现了胃部症状**　不适或疼痛、嗳气、早饱感、恶心、呕吐等。
● **出现大便颜色发黑**　年龄大于 45 岁，需要警惕该病。

 专家经验处方

　　最佳治疗方案是去除病因，如病情允许可停用相关药物，若不可停药需要加用胃黏膜保护剂等药物。治疗原则是缓解症状，提高黏膜愈合质量，预防溃疡、胃癌、出血等并发症。

 防病锦囊妙计

● 慎用对消化道黏膜有损害的药物。
● 避免食用刺激辛辣、生冷、粗糙食物，避免过多饮用咖啡、饮酒和长期吸烟。
● 规律饮食，少食多餐，保持良好的心态。

出现哪些"警报",就需要到医院就诊了

　　由于此病可能会引起消化道出血、穿孔,出血时常呕吐咖啡样物、呕血、黑便,甚至晕倒,情况严重。当感到突发的剧烈腹痛、大汗时,要及时就医。

 到医院就诊,需要做什么检查

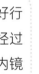

　　内镜检查为确诊的首选方法,而且强调最好行急诊内镜检查,因为黏膜损伤多数比较表浅,经过治疗用药后病变很快得到恢复,所以要尽早行内镜检查。

消化性溃疡

  聊一聊"老胃病"

　　临床上,经常听到患者这样说:"医生,快给我好好看看

吧，我这'老胃病'反反复复的，有时候疼几天，
自己用点药，又不疼啦，过几天又疼啦，有时候饿
的时候就疼，吃点东西又好一些……"

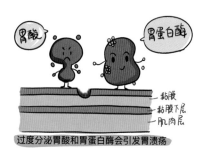

过度分泌胃酸和胃蛋白酶会引发胃溃疡

那么，这个"老胃病"，指的是什么呢？

没错，就是消化性溃疡。

消化性溃疡，作为消化系统常见疾病，是指在各种攻击因子
作用下胃肠黏膜被胃消化液自身消化而形成的溃疡，胃溃疡及十
二指肠溃疡最为常见。简单地说，就是胃肠道黏膜这层"墙
壁"，由于各种原因被腐蚀了，由此引发了消化性溃疡。

 ## 消化性溃疡的表现

● 典型表现为腹痛，呈反复发作的周期性、节
律性上腹部疼痛，病史可达数年或数十年，腹痛
发作与自行缓解相交替，发作常有季节性，秋冬
或冬春之际发病，可因精神情绪不良或过劳而
诱发。

- 可伴有腹胀、嗳气、反酸、烧心、恶心、呕吐等症状。
- 胃溃疡腹痛多在进餐后，十二指肠溃疡腹痛多为空腹痛和夜间痛，进食后好转，具有长期慢性过程，跟季节相关。

消化性溃疡的罪魁祸首

- 幽门螺杆菌感染是致病元凶，是消化性溃疡的罪魁祸首。
- 胃、十二指肠排空障碍，损伤胃黏膜。
- 长期服用非甾体类抗炎药、糖皮质激素及抗血小板等药物会损伤胃黏膜。
- 长期精神紧张、吸烟、不规律进食是常见诱因。
- 部分患者有该病的家族遗传史。

消化性溃疡来袭，我们怎么应对

1. **最佳治疗方案**　去除病因。伴有幽门螺杆菌感染，早期根除有助于溃疡愈合。
2. **治疗原则**　缓解症状，提高溃疡愈合质量，预防胃癌、胃出血等并发症。

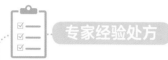 **专家经验处方**

1. 抑酸药 如质子泵抑制剂，标准剂量为 1~2 次 / 日，餐前半小时服用，治疗十二指肠溃疡的疗程是 4~6 周，治疗胃溃疡的疗程是 6~8 周。常用药物有奥美拉唑肠溶胶囊、雷贝拉唑钠肠溶胶囊等。

2. 抗酸药 即刻中和胃酸，快速减轻溃疡疼痛。多在上腹痛（胃痛）前、腹痛时服用。常用药物有铝碳酸镁、硫糖铝等。

3. 胃黏膜保护剂 中和胃酸，短暂缓解疼痛，还可促进溃疡及糜烂黏膜的愈合。常用药物有铝碳酸镁、硫糖铝、氢氧化铝凝胶、替普瑞酮等。此外，铝碳酸镁还能够可逆性结合胆酸，用于胆汁反流引起的黏膜损伤。

4. 胃肠动力药 增加胃动力可促进胃排空，改善症状，常用药物有多潘立酮及莫沙必利等。

 用药注意事项

溃疡面在胃的酸性环境下是很难愈合的。为了保证溃疡面的完全愈合，要按疗程用药。

有的患者只在胃疼的时候吃药，等症状缓解就自行停药了，一旦遇到刺激因素就会复发，所以一定要足疗程用药。而且，一定要去除病因，比如根除幽门螺杆菌。

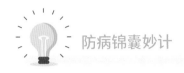 防病锦囊妙计

- 保持心情舒畅，不要过度劳累、焦虑。
- 生活规律，活动适度，培养良好的生活习惯。
- 定时进食、细嚼慢咽、避免刺激食物，戒烟、戒酒。
- 慎用药物，如对消化道黏膜有损害的激素、非甾体抗炎药等。
- 坚持按疗程、遵医嘱正确服药。
- 注意气候变化，根据节气冷暖添减衣被。

 专家就医指导

？ **出现哪些"警报"，就需要到医院就诊了**

　　1. 出血时呕吐咖啡样物，出现乏力、冷汗、心慌、头晕甚至晕倒的情况。

　　2. 突发剧烈腹痛时，如腹部肌肉很硬，考虑消化道穿孔。

　　3. 呕吐郁积食物，有酸臭味且量大，考虑幽门梗阻。

　　4. 长期反复发作，近期出现消瘦、食欲下降、乏力等表现时，应注意癌变可能。

当出现上述症状时，提示出现了消化性溃疡并发症，需要及时就医。当然，每个人患消化性溃疡的症状不一定相同，也不是每个人都会出现典型症状，所以当有腹痛、腹胀等症状时就需要前往医院就诊。

到医院就诊，需要做什么检查

1. 内镜检查为确诊消化性溃疡的首选方法，同时怀疑恶变时还可以进行活体组织检查。

2. X 线钡餐检查也可用于消化性溃疡，对不能耐受内镜检查者，可选择钡餐检查，但其不能进行活体组织检查。

功能性消化不良

功能性消化不良严重吗

功能性消化不良是临床上最常见的一种功能性胃肠病。患者有上腹痛、烧灼感、早饱、餐后饱胀等症状，但是常规抽血化验、胃肠镜及影像学检查并没有发现异常情况。这些症状并非是器质

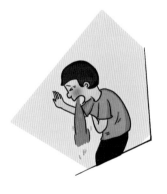

性疾病引起的，而是由胃肠功能不协调所致。功能性消化不良可有以下表现。

- **上腹痛综合征** 表现为上腹痛、灼热、烧心、反酸等，多由胃酸增多引起。
- **餐后不适综合征** 餐后上腹饱胀感，早饱，进餐后加重。
- 常伴有嗳气、频繁打嗝。恶心、呕吐并不常见。
- 部分患者常伴有精神神经症状，如注意力差、失眠、易焦虑、抑郁、头痛等。

消化不良谁的错

- 服用刺激性药物、不健康饮食、烟酒刺激。
- 精神紧张和心理因素，如情绪激动、工作紧张、睡眠障碍等。
- 冷热刺激、气候变化等自然环境的影响。
- 部分消化不良症状可能与幽门螺杆菌的感染有关。

功能性消化不良，真的无药可治吗

并非所有的功能性消化不良都需要药物治疗。首先，我们应该遵循健康的生活方式，如心情舒畅、作息规律、合理饮食、加强体育锻炼等。其次，对症治疗可选择促进胃肠动力、助消化、抑酸等药物。治疗效果不满意者，结合精神神经症状可加用改善焦虑抑郁药物，可起到"立竿见影"的效果。

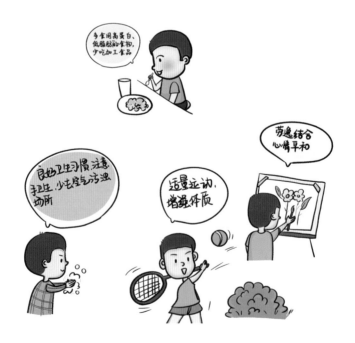

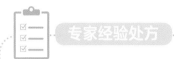

　　因为功能性消化不良多与胃肠道动力减弱相关，因此胃肠动力药是该病的主要药物。其次，根据病因及症状表现，应使用不同的对症治疗药物。

● 治疗功能性消化不良经验处方

　　1. **胃肠动力药**　若以腹胀、早饱、嗳气为主要症状的患者，可选药物有莫沙必利、伊托必利等。

　　2. **抑酸药物**　适用于上腹痛、有灼烧感的患者，常使用 H_2 受体拮抗剂和质子泵抑制剂（PPI）两大类。其中 H_2 受体拮抗剂包括西咪替丁、雷尼替丁、法莫替丁等，而 PPI 有奥美拉唑、兰索拉唑、雷贝拉唑等。

　　3. **助消化药物**　对食欲不振、进餐后腹胀加重等症状的改善有较好效果，如消化酶和微生态制剂。

　　4. **抗幽门螺杆菌治疗**　对明确有幽门螺杆菌感染的患者，根除幽门螺杆菌治疗对某些患者有较好的效果，甚至可以得到长期改善。

　　5. **缓解精神因素**　若发病与情绪变化相关或有明显精神心理症状的患者，可选择行为疗法、心理干预及抗抑郁或抗焦虑治疗。

用药注意事项

　　抑酸剂、胃肠动力药是治疗功能性消化不良的一线治疗用药。

餐后不适综合征的主要症状是餐后饱胀或早饱，影响正常进食，其一线治疗用药主要是胃肠动力药或联用抑酸剂。

上腹痛综合征的主要症状是上腹部疼痛或烧灼感，可通过进食诱发或缓解，也可在禁食时发生，其一线治疗用药主要是抑酸剂、抗酸剂，必要时可合用胃肠动力药。

 防病锦囊妙计

- 调整生活方式，规律作息，适当锻炼。
- 缓解压力，保持舒畅的心情。
- 三餐合理饮食，避免食用辛辣刺激或不易消化的食物。
- 尽量避免应用损伤胃黏膜的药物。
- 戒烟、戒酒。

 专家就医指导

? 出现哪些"警报"，就需要到医院就诊了

"警报"包括持续或反复发作的腹痛、腹胀、嗳气、食欲不振等症状，需要及时到医院就诊，以免延误治疗。

消化器官如果有其他重要病变（如恶性病变）也会出现上述症状，尤其是年龄大于40岁、有肿瘤家族史的患者更要引起注意。

到医院就诊，需要做什么检查

　　需要完善相关检查（如胃镜、肠镜、腹部超声、血常规、便常规、血生化、呼气试验等），以明确病因，排除消化道器质性疾病，因为消化性溃疡、消化道肿瘤（如胰腺癌、胃癌等）也可以表现为上述症状。

急性胃肠炎

 莫以"病小"而不防——急性胃肠炎

　　急性胃肠炎在生活中非常常见，是各种病因刺激胃肠道黏膜的急性炎症反应，成人和儿童均可发病，主要表现为"上吐下泻"，伴或不伴有发热、恶心、呕吐、腹痛。严重者可能出现脱水、电解质紊乱、休克、呕血或黑便等，所以一定不要小觑了急性胃肠炎。

 为什么会患急性胃肠炎

　　俗话说"病从口入"，急性胃肠炎常聚集发病，多发于夏秋季节，一方面是因为气温升高会使细菌、病毒快速繁殖而导致食物变质，另一方面是因为在夏秋季节我们过上了左手"火锅、烧烤、小龙虾"，右手"啤酒、可乐、冰西瓜"的日子，可以说是过了把"嘴瘾"但是肚子却"遭了殃"，因此不当饮食（暴饮暴食，食用寒凉、辛辣刺激的食物）或不洁饮食（食用变质、不干净的食物，以及冰箱隔夜菜）往往是直接病因。

患了急性胃肠炎别不当回事，听听医生怎么说

当出现"上吐下泻"的症状时，很多人想到的就是"吃坏肚子"，并没有当回事，吃点"消炎药"就好了。但是吃完药症状反而加重了，这是怎么回事呢？

原来急性胃肠炎分为感染性和非感染性，其中感染性又分为细菌性、病毒性、寄生虫性等，而非感染性胃肠炎本就因为胃肠道受到强刺激后才致病，加上口服"消炎药"的双重刺激，可能会加重病情，所以得了急性胃肠炎，要及时就医，谨防滥用药物！

临床症状

● **典型症状**　腹泻、恶心、呕吐或伴有发热。

● **不典型症状**　如果出现精神萎靡、四肢乏力、口干、尿少、心悸等症状，提示可能合并脱水、电解质紊乱，有些患者甚至便血，出现以上情况都需要及时就诊。

● 若出现呼吸困难、咳嗽、发热等症状，提示继发消化道穿孔或感染。

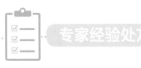

专家经验处方

急性胃肠炎治疗原则

去除病因、缓解症状、避免严重并发症的发生。

● **急性胃肠炎的治疗方案**

1. **一般治疗**　注意休息，饮食可进流食，适当补充水分，避免脱水。

2. **根除病因**　若为进食刺激性物质而发病，应立即停止摄入对胃肠道有刺激性的食物和药物；若为不洁饮食引起，在明确细菌感染的情况下，可应用盐酸小檗碱片、喹诺酮类抗菌药物。

3. **对症治疗**　腹痛明显者可使用解痉药，如阿托品、颠茄片等；发热可酌情使用解热镇痛药物，如布洛芬；腹泻较重者，使用肠黏膜保护制剂，如蒙脱石散，并给予调节肠道菌群药物，如布拉氏酵母菌、双歧杆菌乳杆菌三联活菌片等；出现电解质紊乱者，行纠正电解质紊乱的治疗。

 防病锦囊妙计

● 注意饮食卫生。

● 清淡易消化饮食为主，少食生冷、刺激性食物。

● 避免服用对胃肠道刺激性强的药物。

● 加强自身锻炼。

专家就医指导

出现哪些"警报"，就需要到医院就诊了

　　如果是老年人、婴幼儿等体质较弱者出现急性肠胃炎症状，需要立即就医。因为体质较弱人群如出现大量腹泻，容易发生脱水进而导致休克，危及生命。成年人如症状较重、腹泻次数较多、量较大、呕吐频繁，同时伴有口渴、发热、血样便等，也应及时就医。

到医院就诊，需要做什么检查

　　1. **血常规、粪便培养、药敏试验**　是判断是否为感染性病因的有利证据。细菌感染患者粪便培养可有致病菌生长，进而明确诊断。药敏试验结果可用于指导临床合理应用抗菌药物。

　　2. **血液生化检查**　包含电解质、肝功能、肾功能、血糖等项目，用于评估病情，并能判断是否合并其他常见并发症。

　　3. **腹部超声或腹部 CT**　对于腹痛明显者，需要行腹部超声或 CT 检查，排除诊断急腹症的可能，如胰腺炎、阑尾炎、胆囊炎等。

肠易激综合征

"一紧张就拉肚子"也是一种病

在日常生活中，自己或者身边的人有没有过这种经历，比如每一次重要考试前会一趟一趟去厕所、每一次登台前会拉肚子、每当听说极度恐慌的事情也会腹痛、拉肚子……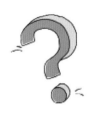

总的来说，在紧张应激状态时就会出现腹部疼痛、想拉肚子的情况，便后腹痛症状会随之缓解，相关检查及化验结果未见明显异常。医学上将上述情况称为"肠易激综合征"，是因为肠道自身功能紊乱而造成的。

为什么会患肠易激综合征

目前认为，肠易激综合征是由多种因素造成的，包括遗传因素、脑－肠轴调节异常、内脏高敏感性、胃肠道动力紊乱、肠道菌群失调等，而饮食因素、精神心理因素、肠道感染和免疫性疾病是本病的主要发病原因。

肠易激综合征，教您如何平息它

● 学习缓解情绪的方法，增加自身抗压能力，依靠自我调节来缓解紧张情绪。

● 运动可以增强身体免疫力、调畅心情。规律运动可以有效降低肠易激综合征的发病率及缓解症状的严重程度。

● 减少食物对胃肠道刺激，合理饮食、营养膳食，避免过量摄入脂肪及刺激性食物，如咖啡、浓茶、酒精等。

● 对于症状明显的腹泻、腹痛患者，可通过对症解痉、止痛、止泻及调节肠道菌群来缓解。

 专家经验处方

　　肠易激综合征目前尚无特效药物，主要依靠综合性治疗，对症治疗缓解症状，提高生活质量。

● **缓解症状经验处方**

　　1. 腹痛的治疗　肠易激综合征患者腹痛的原因主要是肠道感觉敏感，可以选择内脏感觉调节剂，常用药如匹维溴铵（50毫克/次、3次/日），奥替溴铵（40毫克/次、3次/日），马来酸曲美布汀（0.1克/次、3次/日）等。

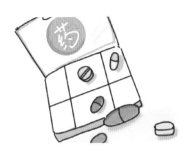

2. **腹胀的治疗** 肠易激综合征患者腹胀的原因主要是胃肠动力不足，或者进食产气食物过多，可以选用促进胃肠动力的药物，如多潘立酮（10 毫克 / 次、3 次 / 日、饭前 15 ~ 30 分钟服用），莫沙必利（5 毫克 / 次、3 次 / 日、饭前服用），也可应用去泡剂如二甲硅油（120 ~ 240 毫克 / 次、3 次 / 日），西甲硅油（2 毫升 / 次、3 ~ 5 次 / 日）等。

3. **腹泻的治疗** 可以选用止泻药，如复方地芬诺酯片（1 片 / 次、3 次 / 日、首剂加倍），药用炭片（3 ~ 10 片 / 次、3 次 / 日），蒙脱石散（3 克 / 次、3 次 / 日），复方洛哌丁胺（起始 2 粒，以后排不成形便后 1 粒）等。可降低排便频率、增加粪便硬度、减轻排便失禁的症状。

4. **便秘的治疗** 可选导泻药，如乳果糖（10 毫升 / 次、3 次 / 日），聚乙二醇颗粒（10 克 / 次、2 次 / 日）等。主要作用为提高排便频率、改善排便形状、促进粪便排出。

5. **调节肠道菌群治疗** 益生菌可调节患者的肠道微生物群生态平衡，从而改善肠易激综合征的多种症状。常用制剂有双歧杆菌三联活菌片（3 或 4 片 / 次、2 次 / 日），嗜酸乳杆菌（1 克 / 次、3 次 / 日）等。

6. **缓解精神症状** 腹痛症状严重且相关药物治疗无效，尤其是伴有明显精神症状者，可应用抗抑郁药物。

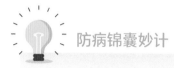 防病锦囊妙计

● 去除诱因，避免诱发或加重症状的因素，调整不良生活方式，减少生活压力的来源。

● 心理治疗，消除紧张焦虑情绪。

● 饮食选用易消化、少脂肪的食物，避免食用生冷、辛辣的食物，减少饮酒等。

● 加强运动锻炼，放松身心，缓解压力。

 专家就医指导

出现哪些"警报"，就需要到医院就诊了

"警报"包括反复出现的腹泻、腹痛、不明原因的体重下降、排便频率及性状改变。因为这些症状也常见于胃肠道等其他器官重要病变，故要到医院确诊，明确有无器质性病变。

到医院就诊需要做什么检查

1. **胃肠镜检查**　是明确胃肠道有无病变最准确的方法，能判断有无息肉、黏膜损伤、占位等。

2. **胃肠道动力检查**　主要是检测胃动力以及肠道通过时间和压力测定。

3. **腹部 CT 或腹部超声、血常规及肝肾功能等检查**　以进一步明确诊断。

4. **肛肠压力测定、食管测压**　能检测相关动力异常。

胃肠道息肉

胃肠道息肉无小事，一定要高度重视

随着人们饮食结构的变化，消化系统疾病越来越多见，胃肠镜检查也成了常规体检项目，同时胃肠道息肉的发病率也逐步升高。那么，胃肠道息肉是什么疾病，又是怎么形成的呢？

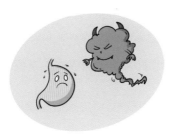

胃肠道息肉是指胃肠道黏膜组织局限性过度生长，凸起至胃肠腔内部而形成的病变，可单发也有多发，甚至有人胃息肉和结肠息肉同时存在。

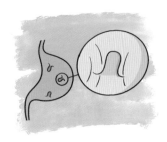

胃肠道息肉的危害

- **胃肠道梗阻** 幽门部的有蒂息肉可引起间歇性幽门梗阻；贲门部息肉可向食管脱垂引起暂时性吞咽困难；肠息肉可导致肠梗阻。
- **恶变倾向** 部分息肉有恶变倾向，形成肿瘤。

原来胃肠道息肉是这么长出来的

- **饮食因素** 细菌和胆酸相互作用，可能是腺瘤性息肉形成的基础，如肥肉、烧烤、油炸等酸性食物的堆积是息肉形成的内环境。
- **遗传因素** 结肠息肉常呈现家族式的发病特点，与其基因突变和遗传有关。

- **幽门螺杆菌感染**　与胃息肉的形成有相关性。
- **炎症刺激**　肠道黏膜反复被理化因素刺激也可导致息肉生成。
- **粪便、异物刺激和机械性损伤**　肠道内容物长期反复刺激肠黏膜或者其他因素导致肠道上皮细胞反复增生，最终形成息肉。

怎样居家识别可能患了胃肠道息肉

- 大部分患者无明显的临床症状。
- 少数患者出现腹部不适、恶心、呕吐或消化道出血的症状。
- 消化道梗阻，如吞咽不利、肠梗阻等。
- 结肠息肉受到肠道内粪便摩擦导致黏膜破损可引起便血或黏液便，若出血量大或者反复慢性出血，可引起贫血。
- 结直肠息肉较大时，也会出现里急后重、便秘等症状。

专家经验处方

经内镜切除是治疗胃肠道息肉的首选方法

1. 方法简便，损伤小，费用低。
2. 多数为一次性治疗，少数需要分次切除、定期随访。
3. 可发现息肉复发。
4. 给予及时治疗以防止癌变。
5. 无法内镜下切除者可选择外科手术治疗。

结直肠息肉术后注意事项

多吃蔬果
保持大便通畅
避免用力排便

3 个月内禁止骑车
6 周内避免持重物
避免长途步行

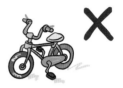

观察大便性状

3 周内避免性生活

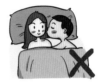

 防病锦囊妙计

● **积极筛查**　建议将胃肠镜检查纳入中老年人体检项目，如发现息肉要定期复查。

● **及时根治并定期复查**　一旦发现胃肠道息肉，及时行内镜下切除并进行病理检查，遵医嘱复查，避免后期隐患。

● **注意肠外表现**　有些基因相关的胃肠道息肉常伴有肠外表现，或伴有中枢神经系统肿瘤，或伴有骨和软组织肿瘤等。

● **留意家族史**　家族中若有被确诊为遗传相关胃肠道息肉者，同家族人员应主动去检查。

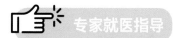 **专家就医指导**

 出现哪些"警报"，就需要到医院就诊了

"警报"包括腹胀、腹痛，大便带血、里急后重等胃肠道症状，部分有家族性胃肠道息肉病史者要高度警惕此类疾病的发生。

 到医院就诊，需要做什么检查

目前，消化内镜仍是首选和最常用的检查手段。消化内镜成像清晰，并能贮存图像资料或打印对比，同时还可进行镜下息肉的治疗和复查。

 炎症性肠病

 长期腹痛、腹泻，你可能得了炎症性肠病

炎症性肠病是一种不明原因的非特异性慢性肠道炎症性疾病，主要表现为腹胀、腹痛、腹泻、黏液脓血便，包括溃疡性结肠炎和克罗恩病，两者最大的区别是溃疡性结肠炎的炎症只局限于结肠，克罗恩病炎症可以是全消化道，从口腔到肛门。和普通胃肠炎不同，普通胃肠炎一般急性发作，抗菌对症处理后治愈，而这种疾病通常反复发作，迁延不愈，目前仍无法治愈。

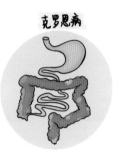

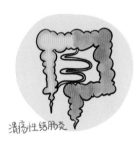

 ## 炎症性肠病究竟是怎么来的

炎症性肠病是一类发病原因尚未完全明确的疾病，目前认为其发病与环境、遗传、感染和免疫等因素有一定相关性。

感染因素
- 微生物感染（细菌、病毒感染可诱发）
- 肠道内菌群紊乱导致黏膜屏障破坏诱发炎症性肠病

遗传因素
- 炎症性肠病具有基因相关性
- 存在家族聚集现象

多因素相互作用

环境因素
- 吸烟、饮酒、生活节奏加快、情绪影响及饮食结构改变均可引起肠道免疫功能下降及内环境改变，从而诱发炎症性肠病

免疫因素
- 机体过度免疫反应会导致肠道免疫失衡，继而破坏黏膜而发生"炎症"

"肠"好才是真的好

你不得不知的"肠"识

肠道是人体的消化器官，小肠的功能是消化吸收食物中的营养供人体所需，大肠则负责浓缩转运食物残渣，形成粪便。肠道并非无菌环境，其与外界相通，是病原菌、微生物进入人体的第一道防线，因此，肠道的黏膜构成了强大的免疫屏障，抵御外来的病原菌及微生物的侵袭，只有"肠"治，才能久安。

炎症性肠病导致肠道黏膜损伤，使肠道的消化吸收功能、排便功能及黏膜屏障功能都受到影响，极大损害了人体的健康。最常见的症状有腹痛、腹泻、黏液脓血便或者便血伴发热、关节炎等肠外症状。

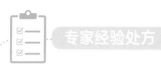

常用的治疗药物

1. **水杨酸制剂** 如柳氮磺吡啶（1克/次、3～4次/日），美沙拉嗪（1克/次、4次/日）等，直肠的病变可使用美沙拉嗪灌肠液或者栓剂，适用于轻中度溃疡性结肠炎的治疗。

2. **糖皮质激素** 如泼尼松、甲泼尼龙或琥珀酸氢化可的松。适用于各种程度的克罗恩病及水杨酸治疗效果不理想的重度溃疡性结肠炎患者。

3. **免疫抑制剂**　如硫唑嘌呤（1.5～2.5毫克/千克、1次/日）等，对于激素效果不佳者可使用，应用时应注意不良反应。

4. **抗生素**　合并严重感染者可应用。

5. **生物制剂**　如英夫利西单抗（首次5毫克/千克，分别于第0、2、6周静脉输注诱导缓解，以后每隔8周给予一次维持治疗），阿达木单抗等，对于传统治疗无效者可采用。

 用药注意事项

炎症性肠病疗程较长，病情易反复，以上药物均要在专业医生的指导下使用及调整，不可擅自用药或停药。

 防病锦囊妙计

● 预防炎症性肠病，首先要"管住嘴"，采用"两多两少加一低"的饮食结构，即多蔬菜水果、多膳食纤维、少调味、少加工、低油脂。

● 保持健康稳定的情绪。

● 适量运动。

专家就医指导

　　"拉肚子"不一定就是炎症性肠病，但炎症性肠病会有一些特殊"警报"症状，需要及时去医院就诊。

● 腹泻超过 2 周，并伴有黏液脓血便、乏力、体重下降甚至有发热症状。

● 出现黑便、贫血及腹痛等情况。

● 肠梗阻，出现腹胀，停止排气、排便等。

？ **到医院就诊，需要做什么检查**

　　1. 血常规、尿常规、便常规、C- 反应蛋白、肝肾功能、电解质、钙卫蛋白等。

　　2. 结肠镜检查联合活检病理，是炎症性肠病最直观的检查手段。

　　3. 根据情况，可能需要进一步完善肠道磁共振、腹部 CT、胶囊内镜甚至小肠镜检查。

便秘

了解慢性便秘，打开"方便"之门

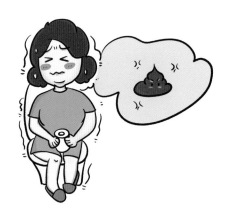

说到便秘，相信很多人都深有体会，它经常发生在我们的生活中，不仅困扰着大多数老年人，甚至在年轻人身上也有一定发病率。便秘指的是各种原因引起的排便困难，包括排便频率的减少、排便形态的改变以及排便不畅等一系列的问题。便秘不仅会对生活、工作、心情带来不良影响，长时间的便秘也会带来一些疾病隐患，如心脑血管疾病、痔疮、结肠炎等。

 看看便秘是由什么原因导致的

● **饮食因素** 摄入食物过少，摄入膳食纤维过少，摄入液体不足。

● **习惯因素**　没有养成规律的排便习惯，或者排便时做一些其他分散精力的事情，无意识地抑制排便。

● **药物因素**　长期进行导泻、灌肠可导致肠壁神经麻痹；使用阿片类药物等。

● **胃肠动力**　老年人肠道功能减弱，肠蠕动减慢。

● **结肠病变**　一些结肠器质性原因，如结肠癌、痔疮、肛裂等都会引起便秘，需要格外警惕。

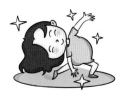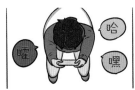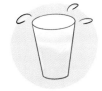

便秘竟然能这样轻松解决

● 偶尔一次便秘，可以通过使用开塞露或者甘油灌肠剂的方式来解决，既方便快捷又简单经济。

● 补充益生菌，调理肠道菌群。

● 口服缓泻剂，如乳果糖、麻子仁丸等药物。

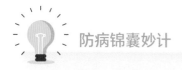 防病锦囊妙计

改善生活方式、预防便秘发生

● **饮食结构调整**　多饮水，吃粗粮，加强膳食纤维摄入。

● **生活习惯改善**　定时排便，避免拖延。

● **加强运动**　促进胃肠道蠕动。

● **腹部按摩**　顺时针沿肠道走行方向揉

腹，可以改善肠道血运，促进肠蠕动。

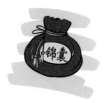

 专家经验处方

　　1. **胃肠动力药**　如莫沙必利，作用于肠道平滑肌，改善肠蠕动，促进排便，适用于慢传输型便秘。

　　2. **微生态制剂**　肠道益生菌可以调节肠道菌群失衡，改善肠道内环境，降低肠道 pH 值，促进肠道蠕动，同时可以促进食物残渣排泄。

　　3. **通便药物**　建议长期卧床患者或老年人应用乳果糖、聚乙二醇电解质散等，维持正常排便。

　　4. **润滑性药物**　如石蜡油、开塞露等，通过润滑肠壁、软化粪便，使大便易于排出，尤其适用于大便干结甚至有粪块嵌顿患者的临时用药。

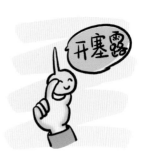

用药注意事项

1. **老年人**　尽量避免长期使用番泻叶、大黄、酚酞片等导泻剂。

2. **妊娠期妇女**　以调整饮食和生活习惯为主，如仍不能缓解可使用乳果糖。

3. **儿童**　出现便秘时，一般可调节饮食习惯或直肠给药（如开塞露）。

 专家就医指导

出现哪些"警报"，就需要到医院就诊了

1. 进行性便秘加重。
2. 便秘伴腹痛、腹胀、恶心及停止排气。
3. 便秘与腹泻交替，伴腹痛，长时间不缓解。
4. 便秘伴腹部包块。

 到医院就诊，需要做什么检查

● 大便常规及便潜血检查。

- 直肠指诊检查。
- 结肠镜检查。
- 结肠钡灌肠造影。
- 特殊检查（结肠传输试验、肛门直肠测压等）。

脂肪肝

 关于脂肪肝，你不得不知道的事

虽然大家对脂肪肝都不陌生，但对于"什么是脂肪肝""在日常生活中该如何合理调整饮食""患有脂肪肝会导致什么后果"等问题还是存在疑问。

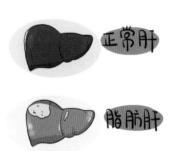

各种原因引起的肝细胞内脂肪堆积过多而导致的肝脏病变即为脂肪肝。脂肪性肝病已经成为严重威胁我国居民健康的第一大慢性肝病，是一个安静的杀手。轻者可无症状，重者甚至发展至肝纤维化、肝硬化甚至肝癌、肝功能衰竭。脂肪肝早期属于可逆性疾病，去除病因，早期诊治常可恢复正常。因此，在日常生活中注意饮食、合理运动非常重要。

为什么"瘦人"也会患脂肪肝

从临床统计资料来看，50% 的肥胖者都患有轻重不等的脂肪肝，而重度肥胖患者患脂肪肝的比例更高，但在脂肪肝患者中瘦人也不少，很多身材较瘦的人不相信自己有脂肪肝，有的人还怀疑是医生误诊了。这其中的道理很简单，一般瘦人大多喜好素食，营养摄入不能满足机体的需要，可引发营养不良性脂肪肝。有些人虽然瘦，但存在向心性肥胖，同样会面临脂肪肝的危险。

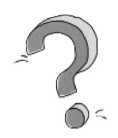

哪些人容易患脂肪肝

● 营养过剩，如长期摄入过多动物脂肪。

● 长期酗酒，酒精对肝细胞的毒性作用，可使脂肪酸分解和代谢发生障碍，引起脂肪沉积。

● 当营养不良时，蛋白质缺乏会导致载脂蛋白合成减少，使脂肪无法及时转出而在肝内堆积，最终导致脂肪肝的发生。

和脂肪肝说拜拜

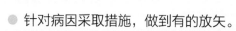

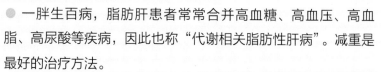

● 针对病因采取措施，做到有的放矢。

● 一胖生百病，脂肪肝患者常常合并高血糖、高血压、高血脂、高尿酸等疾病，因此也称"代谢相关脂肪性肝病"。减重是最好的治疗方法。

● 长期大量饮酒者应当戒酒；肥胖者应严格控制饮食，使体重达标；糖尿病患者应控制血糖达标；营养不良患者应适当增加富含蛋白质和维生素等食物的摄入，使体重指数达标。

● 调整饮食结构，多吃富含优质蛋白、维生素的食物，少吃高糖和高脂肪食物。

● 适当增加运动，促进体内脂肪消耗，注意每年进行体检。

出现脂肪肝不要慌，针对原发疾病及病因诱发因素予以治疗，主要方法是减轻体重和加强锻炼，对多数脂肪肝有效，药物治疗作用有限。

● 代谢相关脂肪性肝病

1. 病因治疗　针对原发疾病及危险因素予以治疗。如减肥、控制血糖、纠正高脂血症，避免摄入肝毒性药物。

2. 药物治疗　还原型谷胱甘肽、维生素 E、多烯磷脂酰胆碱等药物可减轻脂质过氧化，可用于脂肪性肝炎的治疗。代谢相关脂肪性肝病若合并高脂血症，可在综合治疗的基础上应用降脂药物，因他汀类降脂药可能导致肝功能异常，故需要密切监测肝功能，必要时加用保肝药物。

3. 健康教育　控制饮食，增加运动。因体重下降过快，可能会加重肝损伤，故减肥过程中应使体重平稳下降，肥胖性脂肪肝患者减重初期以半年减少体重 10% 以内为宜。注意监测体重和肝功能。

● 酒精性脂肪性肝病

1. 病因治疗　在戒酒的基础上，加强营养支持治疗，饮食以高热量、高蛋白、富含维生素、低脂肪为主。

2. 药物治疗　常用多烯磷脂酰胆碱、美他多辛等药物，糖皮质激素用于治疗酒精性脂肪性肝病仍存在争议，但对重症患者可改善生化指标、缓解症状。

预后

单纯性脂肪性肝病如能早发现，积极治疗，多数能逆转，预后良好，但如不去除病因，进一步发展，可能会发展成肝纤维化、肝硬化，甚至肝癌、肝功能衰竭。

防病锦囊妙计

1. 避免过量摄入高脂、高糖、高热量的食物，三餐定时、定量，避免暴饮暴食。

2. 减肥，控制体重。

3. 适当进行有氧运动，如散步、游泳、慢跑，并且在运动时控制好时间和强度。

4. 戒酒。

5. 对肝肾功能、血糖、血脂进行定期监测。

专家就医指导

出现哪些"警报"，就需要到医院就诊了

脂肪肝往往无症状或症状轻微，常在体检中发现，一旦发现则需要进行综合评估，并早期治疗，如出现乏力、右上腹不适、肝区隐痛、食欲不振、恶心、呕吐或黄疸等症状，需要及时到医院就诊。

到医院就诊，需要做什么检查呢

1. 腹部影像学检查，如腹部超声或 CT。
2. 测血压，检查肝肾功能、血脂、血糖。
3. 必要时行肝穿刺活检。

胆囊炎

胆囊炎和胆囊结石，你知道多少

你是否有过这样的经历？

吃了火锅、烧烤、奶油蛋糕等油腻食物或大吃一顿之后，突然感到上腹部疼痛，像刀绞一样，并且一阵阵地疼痛加重，有时还会向右肩或右背部放射，而后出现恶心、呕吐，病重时还会发热，部分病情严重者还会出现皮肤和巩膜发黄，以及全身感染中毒症状。这就是胆绞痛，你很有可能患有胆囊结石而出现排石引起胆管炎、胆囊炎。

胆囊炎是一种临床较为常见的消化系统疾病，顾名思义就是胆囊部位有炎症了。一般炎症是由细菌感染或胆囊结石、胆汁淤滞导致胆囊管梗阻，好发于胆囊结石患者。急性胆囊炎

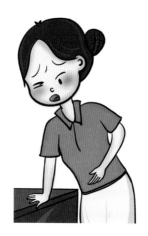

一般起病较急，典型症状为右上腹阵发性绞痛，疼痛向右侧肩背部放射，还会出现恶心、呕吐、腹胀、反酸、烧心等消化道症状，部分患者会合并胆石症，出现全身皮肤、巩膜黄染及发热等表现。如果不及时治疗，反复发作还有可能转变为慢性胆囊炎。

通俗地讲，胆囊结石就是发生在胆囊内的结石，根据成分不同，主要分为胆固醇结石、胆色素结石和混合性结石，主要见于成年人，40 岁以后发病率随年龄增长而上升，女性多于男性。

这几个基础疾病能诱发急性胆囊炎

1. 饮食不当或有不健康的饮食习惯，如不吃早饭、高脂饮食、饮酒。

2. 胆囊结石可能会排石，继发梗阻导致胆囊炎。

3. 免疫力低下继发感染。

4. 慢性肝病导致肝功能异常影响胆汁正常代谢，引起胆囊炎。

急性胆囊炎，该不该着急做手术

胆囊切除术是急性胆囊炎的根本治疗方案，但不是所有胆囊炎都需要做手术，只有以下几种情况需要做手术。

1. 胆囊坏疽或穿孔，引起弥漫性腹膜炎者。

2. 胆囊炎反复多次急性发作。

3. 虽然经内科积极治疗，但病情继续发展并恶化者。

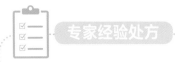
专家经验处方

出现胆囊炎不要慌，首先要找到病因，并根据疾病的起病缓急，制订不同的治疗方案。

● **胆囊炎急性发作期**　应及时就医，其间适当禁食，使胆囊得到充分休息，以缓解疼痛，由静脉补充营养，并给予抗感染、解痉止痛治疗。

1. **解痉止痛药**　对于急性胆囊炎突发腹痛者或慢性胆囊炎急性发作者可使用阿托品或山莨菪碱进行止痛，剧烈疼痛难忍者可适量应用哌替啶，但哌替啶易成瘾，不可反复使用。

2. **抗生素**　对于轻度胆囊炎，一般不长期使用抗生素。合并胆管炎、菌血症、脓毒症、脓肿或穿孔时应合理使用抗生素。

● **慢性胆囊炎**　应多饮水，少食多餐，限制热量摄入。饮食应以低脂肪、低胆固醇、碳水化合物为主，禁忌食用辛辣刺激性食物。食用新鲜蔬菜及水果，可供给丰富维生素及膳食纤维，并补充适量优质蛋白质。有消化不良症状可以口服消炎利胆片、熊去氧胆酸胶囊、茴三硫片、胆宁片等。

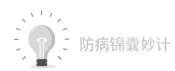
防病锦囊妙计

● 养成良好生活习惯，规律饮食，控制体重，适当运动。

- 忌暴饮暴食，宜少食多餐，七八分饱即可。
- 少食油腻饮食及高胆固醇食物，如油炸食品、动物肝脏和甜品。
- 减少辛辣刺激性食物摄入，如辣椒、芥末、大蒜等。
- 多吃新鲜水果、蔬菜，补充维生素以及微量元素。

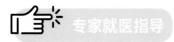 专家就医指导

 出现哪些"警报"，就需要到医院就诊了

如出现剧烈腹痛、恶心、呕吐，甚至出现皮肤、巩膜、小便发黄及发热等症状，需要及时到医院就诊。

 到医院就诊，需要做什么检查呢

1. 腹部 B 超、腹部 CT 是最常用的检查方法，能够准确判断病情。

2. 血常规、C 反应蛋白等可以判断炎症严重程度。

3. 肝功能可以判断是否合并胆管梗阻。

4. 血淀粉酶、脂肪酶测定及腹部 CT 可判断是否合并急性胰腺炎。

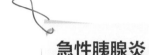

急性胰腺炎

美食背后的隐忧——急性胰腺炎

春光明媚，天气转暖，每当夏天来临的时候，夜市烧烤，啤酒海鲜，饮料炸鸡必不可少，享受快乐时光的同时一定要警惕胰腺炎的发生。

胰腺作为人体重要的消化器官，当进食大量油腻食物或饮酒时，胰腺会通过增加胰液分泌量来消化这些食物，突然激增的工作量有可能会使胰腺充分发挥消化作用，本来用于消化食物的胰酶提前被激活而把自身胰腺组织当作吃进去的海鲜、肉类一样消化分解，最终诱发急性胰腺炎。

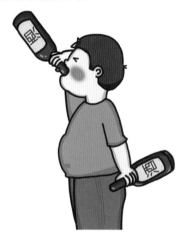

急性胰腺炎临床表现轻重不等，以轻者多见，主要表现为上腹痛、恶心、呕吐等消化系统症状，预后良好，又称"轻症急性胰腺炎"。少数严重者会出现胰腺出血坏死，常继发重症感染、休克等，甚至出现呼吸系统、循环系统等多脏器功能衰竭，称为"重症急性胰腺炎"，病死率极高，因此，在症状出现早期需要及时就医。

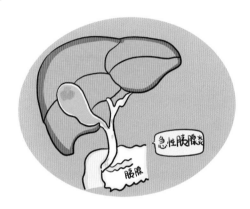

● 到底是什么原因导致了急性胰腺炎

- 胆石症：胆囊结石是引起急性胰腺炎最常见的原因。
- 高甘油三酯血症：通常是指甘油三酯 >11.3mmol/L。
- 大量饮酒和暴饮暴食。
- 胰管阻塞：胰管结石或蛔虫、胰管狭窄、肿瘤等均可引起胰管阻塞。
- 手术与创伤、感染、药物等。

如何早期识别患了急性胰腺炎

临床症状

● 典型症状：持续性腹痛，阵发性加重，向腰背部放射；伴有腹胀、恶心、呕吐，甚至出现麻痹性肠梗阻以及发热。

● 重症胰腺炎可出现低氧血症、休克、急性呼吸窘迫综合征、肾功能不全、心功能不全、消化道出血等，甚至出现多脏器功能衰竭。

专家经验处方

● 预防为主：忌暴饮暴食、忌过量饮酒，并积极治疗胆道疾病。

● 及时治疗：一旦出现腹痛、腹胀、恶心、呕吐及发热等可疑胰腺炎症状，应及时就医，切勿认为只是胃肠炎而延误治疗。

● 一旦确诊尽早住院综合治疗。

1. **发病初期** 早期恶心、呕吐、腹胀明显时先禁食水，补液，严重腹胀患者可下胃肠减压管减轻腹胀，腹痛剧烈时予镇痛治疗。

2. **脏器功能的维护** 急性胰腺炎特别是重症患者要抓住疾病治疗的黄金期，在心肺情况允许时充分补液，也叫"液体复苏"。重症胰腺炎患者会出现呼吸衰竭、肾功能衰竭或肠功能衰竭等情况，应给予吸氧，使血氧饱和度维持在 95% 以上，需要动态监测血气分析结果，一旦出现呼吸衰竭可应用呼吸机辅助通气。合并急性肾衰竭时，及时行血液滤过治疗。可选用质子泵抑制剂（如奥美拉唑）预防和治疗消化道出血。

3. **抑制胰腺外分泌功能及胰酶活性** 临床常用生长抑素或奥曲肽抑制胰液分泌；质子泵抑制剂可通过抑制胃酸间接抑制胰液分泌；应用乌司他丁、加贝酯等药物抑制胰酶活性。

4. **抗生素的使用** 如果存在感染情况需要应用抗生素，常见致病菌为革兰氏阴性杆菌及厌氧菌，对于重症胰腺炎或胆源性胰腺炎，可应用广谱抗生素及抗厌氧菌类抗生素；并需要注意及时识别真菌感染的可能性。

5. **营养支持** 对于中重症胰腺炎先实施肠外营养，待胃肠动力恢复，尽早留置空肠营养管恢复肠内营养，促进肠功能恢复。

6. **胆源性胰腺炎** 因胆道结石引起的胰腺炎，如合并胆管炎、黄疸、胆总管扩张者，应在发病 48～72 小时内行鼻胆管引流或内镜下十二指肠乳头肌切开术。

7. **局部并发症处理** 因胰腺炎可导致胰腺假性囊肿形成，必要时行穿刺引流。

 防病锦囊妙计

- 清淡饮食，少食多餐，避免暴饮暴食，不过度饮酒。
- 积极治疗胆囊炎、胆石症等胆道疾病。
- 低脂饮食、控制体重，降低甘油三酯。
- 糖尿病患者把血糖控制稳定。
- 不滥用药物。

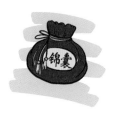

 专家就医指导

？ 出现哪些"警报"，就需要到医院就诊了

一旦出现上腹部持续性疼痛，或伴有腰背部疼痛、腹胀、恶心、呕吐、排气、排便减少，甚至出现发热及黄疸等症状，需要及时到医院就诊。

到医院就诊，需要做什么检查

1. **腹部 B 超或腹部 CT** 在急性胰腺炎发病初期 24～48 小时行腹部 B 超或腹部 CT 检查，对胰腺组织形态学变化可做出初步判断，同时有助于判断是否存在胆道疾病。

2. **胰酶测定** 胰腺炎起病后血淀粉酶及脂肪酶会明显升高，高于正常值 3 倍以上，结合患者典型症状即可诊断胰腺炎。

3. **其他** 血常规、生化检查及血气分析、C 反应蛋白等，用以评估胰腺炎严重程度。

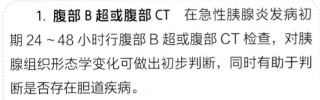

肝硬化

 关于肝硬化，你知道多少

正常的肝脏是有一定弹性的，肝硬化指肝脏质地变硬，那么健康的肝脏是如何变硬的呢？是由于在各种有害因素的刺激下肝脏出现炎症，此时肝脏会分泌大量的纤维组织进行自我修复，这些纤维组织通常不能得到有效降解，久而久之，就会造成肝脏纤维化，其柔韧度就会降低，进而出现硬化结节，硬化的肝脏阻拦门静脉进入肝脏的血液，门静脉压力逐渐升高，并形成恶性循环，引起脾大、腹水以及食管胃底静脉曲张等门脉高压表现。因此，肝硬化是一种严重肝脏疾病的表现，是各种慢性肝病进展至以肝脏慢性炎症、弥漫性纤维化、假小叶、再生结节和肝内外血管增殖为特征的病理阶段，在代偿期往往无明显症状，失代偿期以门静脉高压和肝功能减退为临床特征。患者常因并发食管胃底静脉曲张出血、肝性脑病、腹水、感染、肝肾综合征、门静脉血栓等并发症危及生命。

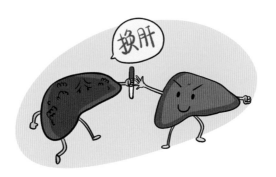

　　导致肝硬化最常见的病因是病毒性肝炎（乙型肝炎、丙型肝炎），活动期肝硬化是有传染性的，传播途径有血液传播、母婴传播、性传播及医源性传播，但也不用过度担心，平时生活中的皮肤接触、一起用餐通常不会被传染。

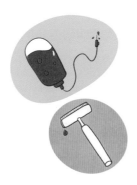

出现肝硬化的原因

● 肝硬化根据致病原因可以分为肝炎病毒（乙型肝炎、丙型肝炎），脂肪性肝病（酒精性、非酒精性），免疫疾病，药物或化学毒物，胆汁淤积，循环障碍，寄生虫感染，遗传和代谢性疾病以及隐源性肝硬化等。

● 以临床表现和并发症，可将肝硬化分为代偿期和失代偿期。

得了肝硬化，还能治好吗

● 若肝硬化处于代偿期，顾名思义，若能去除病因，尚有逆转的可能，故对于酒精性肝硬化的患者，戒酒是有可能使早期肝硬化得到逆转，而对于病毒性肝硬化，抗病毒治疗则尤为重要，在一定程度上可减缓肝硬化的进展。

● 若肝硬化已进展到失代偿期则逆转的可能性非常小，只有小部分患者经积极治疗可进入再代偿期。

轻度肝硬化患者如果护理得当、治疗及时，一般不会影响自然寿命。终末期肝硬化常会影响寿命，如肝衰竭死亡率最高，在 60% 以上。肝脏移植可以明显改变肝硬化患者的预后，移植后患者一年生存率约 90%、5 年生存率约 80%。

 专家经验处方

去除可能导致肝硬化的各种原因才是防止出现肝硬化的根本！

1. **一般治疗**　在肝硬化代偿期可参加轻体力活动，合并有肝硬化并发症时，则应以休息为主。日常注意补充高热量、高蛋白质和维生素丰富且易消化食物，避免刺激性食物。有肝性脑病先兆时暂限制蛋白质摄入，有腹水者应少盐或无盐饮食。腹腔积液者饮水量限制在每天 1000 毫升左右。宜食用新鲜蔬菜和水果，禁用损害肝脏的药物。食管、胃底静脉曲张患者要避免进食粗糙、过硬的食物，进餐时细嚼慢咽。

2. **病因治疗**　乙型肝炎患者无论有无病毒复制均应当行早期抗病毒治疗，如每天晨起口服一片 0.5 毫克恩替卡韦，或一天一片300毫克的替诺福韦；丙型肝炎可口服特效直接抗病毒药物，疗程一般为3~6个月。酒精性肝硬化患者需要尽早戒酒；脂肪肝患者则应积极控制代谢综合征；自身免疫性肝病需要应用熊去氧胆酸，部分患者需要长期应用激素或者免疫抑制剂进行控制。

3. **护肝药物** 根据肝功能损伤情况可酌情应用保肝药物，如还原型谷胱甘肽、甘草酸制剂、丁二磺酸腺苷蛋氨酸、维生素C等。

4. **抗纤维化药物** 目前，西药尚缺乏抗纤维化药物，中医中药显示其一定优势，可酌情选用安络化纤丸、扶正化瘀胶囊、复方鳖甲软肝片等药物。

5. **其他对症药物** 如利尿剂、白蛋白、中药等，合并感染时可应用抗生素等。

6. **并发症治疗**

（1）**腹水治疗**：限制水钠的摄入同时应用利尿剂，如螺内酯、氨苯蝶啶和呋塞米。目前，建议螺内酯和呋塞米联合应用，可起协同作用，并减少电解质紊乱。使用螺内酯和呋塞米的剂量比例为5∶2。

（2）**门静脉高压症出血的治疗**：降低门静脉压力药物治疗，如口服β受体阻滞剂（普萘洛尔，起始剂量一天两次，一次5毫克），卡维地洛（起始剂量一天一次，一次6.25毫克），均需要监测心率，调整剂量。内镜治疗是目前治疗出血的最重要和常用手段，如内镜下食管胃底静脉曲张套扎术、硬化术或组织胶注射治疗，效果明显。效果不好可行经颈静脉肝内门体分流术，能有效降低门静脉压力，但易诱发肝性脑病和肝功能衰竭。当然，根据患者具体情况综合考虑还可以选择外科手术治疗，如脾切除和贲门血管离断术。

7. 肝移植　终末期肝病患者治疗的最佳选择为肝移植，为提高手术存活率，手术时机的掌握及充分的术前准备至关重要。

防病锦囊妙计

● 忌长期大量饮酒，避免酒精性肝硬化。

● 健康饮食，控制体重，避免脂肪肝进一步发展成肝硬化。

● 接种乙肝疫苗，产生乙型肝炎表面抗体，预防乙型肝炎。

● 切断肝炎病毒感染途径，避免病毒性肝硬化，如通过正规途径献血，忌吸毒等不良嗜好；通过服用抗病毒药物、注射乙型肝炎免疫球蛋白、乙肝疫苗等措施达到母婴阻断目的。

● 定期体检，早发现、早治疗，改善预后。

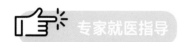

出现哪些"警报"，就需要到医院就诊了

对于不明原因的食欲不振、腹胀、消瘦、厌油、乏力、皮肤和巩膜黄染者，应及时就医以明确诊断。

到医院就诊，需要做什么检查

1. 肝胆胰脾 B 超是最常用的方法，腹部 CT、MRI 可更准确判断病情。

2. 血常规、肝肾功能、电解质、凝血功能、血氨、甲胎蛋白等协助评估病情。

3. 肝穿刺活检见假小叶形成，可确诊肝硬化；肝纤维化无创诊断进一步评估肝脏弹性、硬度。

4. 胃镜明确有无食管胃底静脉曲张。